ある神経科学者の
脳の謎への
旅

サイコパス・インサイド

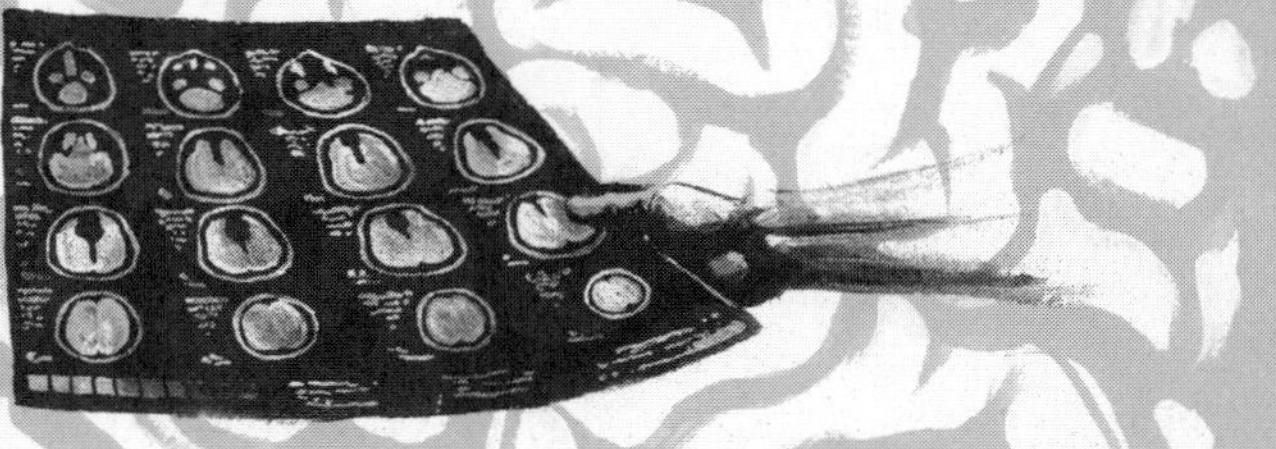

ジェームス・ファロン
影山任佐＝訳

The Psychopath Inside
A Neuroscientist's Personal Journey into the Dark Side of the Brain
James Fallon

Ψ
金剛出版

THE PSYCHOPATH INSIDE
by
James Fallon

This edition published by arrangement with Current,
a member of Penguin Group (USA) LLC,
a Penguin Random House Company.
Through Tuttle-Mori Agency, Inc., Tokyo.

目次

サイコパス・インサイド

——ある神経科学者の脳の謎への旅——

プロローグ

カリフォルニア州南部にとどまっていた小春日和の陽気もようやく過ぎ去ろうとしつつあった二〇〇五年十月のある日、私は『オハイオ州刑事法雑誌』（Ohio State Journal of Criminal Law）に投稿しようとしていた論文の最後の仕上げにかかっていた。この論文のタイトルには「サイコパスの若者の脳理解のための神経解剖学的予備知識」を考えていたのだが、この基礎になっていたのは私が折に触れて一〇年間携わってきたサイコパス殺人者の脳スキャンの一連の解析経験であった。彼らの一部は考えられる限りの最悪の男たちで、私がもし守秘義務の約束に背き、彼らについて話したならば、あなた方は恐怖で身がすくむ思いをするようないくつもの凶行を何年も重ねてきた者たちである。

しかし、彼らの過去は他者から彼らを分ける唯一のものではなかった。三〇年以上の経歴をもつ一人の神経科学者として、私は何年も脳スキャン画像を数多く見てきており、これらの画像はさまざまであった。この種の殺人者の脳では前頭葉と側頭葉の一部――これは自制心と共感性とに一般には関係づけられている領野である――の脳機能低下を示す驚くような稀なパターンが共通して認められた。この知見は非人間的暴力の経歴をもつこれらの者たちにとって意義あるものである。というのもこれらの領域の活動低下は行動規範としての道徳心と、衝動抑制能力との欠如を意味しているからである。拙論において、私はこの特徴的所見（パターン）を説明し、雑誌に投稿し、次の段階の研究計画に移っていた。

これら殺人者のスキャン像の研究と並行して、私の研究室では、アルツハイマー病に関係する遺伝子がもしあるとすれば、どの遺伝子なのかを解明する別の研究を進めていた。私たちの研究の一部として、私は同僚たちと、幾人かのアルツハイマーの患者の遺伝子検査と脳スキャンを実施していたが、これには、正常対照群として私の家族の幾人かのものを用いていた。

私はこの十月のその日に、私の家族のスキャン像を椅子に座って解析していた。山と積まれたスキャン写真の最後の画像はひどく奇妙なものであることに気づいた。実際これは所見報告を書き上げていた画像の中でも、まさしくもっとも異常なもののように思えたもので、この所見の不運な持ち主はサイコパスか、少なくともこの特徴をひどく多く持っていることを示していた。私の家族の誰かのものなどとはまったく考えもせず、当然のように家族のものは机上の写真の別の山に入り込んでしまったのだと思った。私は通常いくつもの研究を同時に進めていたので、整頓しながらやっていたつもりでも、どこかに何かが間違って入ってしまうことはありうることであった。運が悪いことには、私たちはスキャン写真の氏名は伏せたものにしようとしていたので、個人名を隠すために、これをコード化していた。自分が間違っていないことを確認するために、研究室技術員に依頼しコードから氏名を聞き出してみた。

このスキャン像の持ち主が判明したとき、私はそれは間違いにちがいないと思った。間違いに腹を立てて、この技術員にスキャナーを検査し、もう一人の画像・データベース技術員の記録ノートをすべてチェックするよう申し渡した。しかしそこに間違いはなかった。

このスキャン画像はまぎれもなく私のものであった。

ここで、少しだけ、一緒に次のようなことを思い浮かべてみよう。

日差しさす、温暖な土曜日の朝、自宅近くの公園散歩に出かけてみる。心地よい歩みを止めて、樫の木陰にあるベンチに腰を下ろす。隣には感じのよい男性が座っている。「ヤー、どうも」と声をかけると、相手も同じ返事を返し、良い日よりですね、生きている喜びを感じますね、と言ってくる。一五分ほど話していると、相手についての感想を抱くようになり、相手もまた同様である。相手が何で生計を立てているのか、既婚者かどうか、子どもがいるのかどうか、暇なときには何をよくしているのか、などについて知るようになる。相手は、知的で、魅力的で、開けっぴろげで、愉快な男で、面白い小話などを話せる話し上手な男のように思えることであろう。

しかし次の一五分間に、相手の正体がわかると、事情は一変してしまうことになる。たとえば、相手がアルツハイマー病の初期状態であるなら、まったく同じ小話をまったく同じ表情、身振りで、しかも同じ話の落ちを幾度も繰り返すことになるかもしれない。もしも彼が統合失調症患者なら、話が進むにつれ、この男は次第に接近し過ぎるくらいに、身体をあなたの方に傾けてくるかもしれない。そうなるとあなたの方は不快に感じ、立ち上がって、相手が自分の後をついてこないか、後ろを振り返って見ながら、そこを離れようとするであろう。

もし私が、そのベンチで読者の隣に座っている男であるとしよう。そしてあなたはおそらく私を興味のもてる男と感じるとしてみよう。そしてどのような仕事に就いているのか、訊ね、脳の研究者だと答えたとしよう。さらに詳しく聞いてくるので、私はカリフォルニア大学医学部アーヴァイン校精神医学・人間行動学部門の教授で、解剖と神経生物学部門に所属していると答えるであろう。脳について、医学部生や研修医、大学院生に教育してきた経歴を私は語るだろう。もしあなたが関心をもって聞いているようなら、成人幹細胞やパーキンソン病と慢性脳卒中の動物モデルについての私の研究について話をし、私の基礎研究によって三つのバイオテク会社が設立され、その一つは過去二五年間、コンスタントに利益を上げ続けていて、さらにはこれと別の研究は同業会社組織から国内的な賞を受けていることにも話が及ぶことになるかもしれない。

もしあなたがまだ関心があるようなら、芸術、建築学、音楽、教育、医学研究に関係する組織やシンクタンクにも私が関係しており、戦争が脳にどのような影響を及ぼすのかについて、米国国防省の顧問をしていることに触れるかもしれない。さらに質問されれば、出演したテレビのショー番組や映画についても話をし、過去にバーテンダーや、肉体労働者、教師や大工の仕事に大いに楽しんで従事していたことや、トラック運転手時代の就業証明書をいまだ持っていることなどを話題にするかもしれない。

ある時点になると、私はほら吹きで、でっち上げを話していると、内心思い始めるかもしれない。とくに、私は十四歳の時にニューヨーク州アルバニー教区でもっとも信仰の篤い「その年のカトリック少年」に指名されたとか、陸上五種競技の高校、大学選手だったとか私が語った場合には、そうなるだろう。しかし私をほら吹きとか、嘘つきか何かと思うかもしれないが、私が語っている時には、相手を見つめ、相手の話すことに注意深く聞き耳を立てていることにも気づくことだろう。事実私があなたの人生、意見、世界観にいかに関心を抱いているかを知ってあなたは驚くかもしれない。

もしあなたが私との再会に同意するなら、私たちは友達になれるかもしれない。そして時間とともに、私のあらが見えてくる。時に私の嘘がばれてしまったり、催し物などあなたの招きに応じないで、失望させることがままあったりするかもしれない。私のちょっとした自分勝手さやいつもの我が儘ぶりにもかかわらず、おそらく私たち二人は楽しくやっていけるだろう。というのも結局は、私は根っから普通の男であるからである。

しかしそれも、たった一つのこと、私がサイコパスすれすれの男である、ということを除けば、である。私が、この物語を書くことに同意したのは、まったく完全ではないにせよ一つの真実、私の家族の生物学的、心理学的背景を、私の家族や朋友や朋輩たちといっしょに幾分なりとも知って貰うためであった。当然のことながら、ここでの記述は、脳画像、遺伝学、精神医学の包括的な科学的データが基盤となっているし、さらには私自身と私の過去に関する残酷なほどに偽りのない、時には当惑させるような告白と考察に基づいている（読み終わったとたんに、家族が自分を見捨てないことを願っている）。本書における私の目的はたんに一つの物語を語るとか、何か新しい科学的発見を主張するといったことではない。私自身の物語を語ることによって、一般的理解も合意も得られていないのに私たちの文化において大きな注目を集めてきたある一つの問題に解明の光をもたらしたいからでもある。それは、サイコパスというテーマである。

本書の基礎科学的内容や個人的物語を超えて、私が望んでいることは、著者の研究や理論——サイコパスにどのようにしてなるのかを脳や遺伝子、人生早期の環境が決定する仕方についてのものだが——が読者個人だけではなく、より広く育児や刑事法においても役立つことである。以下に述べる、奇妙に聞こえるかもしれない科学は世界の平穏さを保つのに役立ちうるものである。イスラエルのガザ地区やロサンゼルス東地区のような暴力が慢性的な地区では、サイコパスに関係する遺伝子が集積され、増大している可能性がある。というのも女性たちは保護されようとして、悪い若者たちと結婚するため、攻撃的遺伝子が拡散し、暴力が拡大し、悪循環が形成されている可能性があるからである。

著者は科学探究の道を歩む者で、脳の解剖学と機能を研究する一人の神経科学者であり、このことは私の成人になってからの行動や動機、倫理についての私の見方を規定している。私が、心底思っており、また何十年も確信してきたことであるが、その仕組みすべてを理解していないとしても、私たちは機械であり、私たちがすることも、私たちが誰であるのかもほとんど私たちが統制しているのではない。私見では、資質（遺伝子）は私たちの人格と行動の約八〇パーセントを決定しており、そして養育（私たちがいかに、どのような環境で育成されるのか）が決定しているのはたった二〇パーセントでしかない。

脳と行動に関して常日頃私が考えてきたことはこのようなことである。しかしこのような理解の仕方は、問題の発端となった二〇〇五年以降には手痛い打撃を受け、障害とさえなりはじめたために、私の過去のこの信念と私の現今の事実との間の折り合いをつけようといまなお務めている。これまで以上に私が理解を深めたことは、人間は生来、複雑な生物である、ということである。私たちの行動、動機、欲望や欲求を〈生物学的な〉絶対的なものへと還元することは誰にとってもひどい仕打ちとなる。私たちは善とか悪、正か邪、親切か執念深い、無害か危険の単純にどちらかというわけではない。また私たちは単純に生物学的産物でもなく、科学というものは本書が語る物語の一部しか語れないのである。

以上が本書執筆の理由である。

第一章　サイコパスとは何か？

「サイコパスとは何か？」私の脳スキャン画像――これは個人的驚き以上に一人の科学者として職業的好奇心に駆られてなのだが――を読影してから、私がそれに該当するのかどうか知るために、この質問を同僚の精神科医たちにぶつけてみた。この分野のもっとも優れた研究者たちの幾人かに訊ねてみたが、満足な答えが得られたとは思えなかった。そのなかの幾人かはサイコパスなんてまったく存在していないのさ、と言いつつ、この質問をおしまいにした。彼らにサイコパスの定義を尋ねることは、神経が参ったとはどういうことか、を尋ねるようなものであった。それは素人の口吻であって、科学的、専門的にはなんの意味もないことである（同じことは野菜という言葉にも当てはまり、これは幾分任意的な台所用語であって、生物学的用語ではないのである）。有名な精神科医で、ＵＣＩの同僚でもある友人のファビオ・マッキアルディ（Fabio Macciardi）に同じ質問をしたところ、「サイコパスなんていう診断は精神医学にはないのだよ」と言われてしまった。それでもどうにか答えてくれるよう、懇願したすえに彼が述べたことには、「ＤＳＭマニュアルにあって、これにもっとも近いものは、パーソナリティ障害の一つ、反社会性パーソナリティ障害だと思うよ。でもこれも君の探しているようなどう猛な人間というわけでもないのだ」ということであった。

ファビオの言っているマニュアルとは『精神疾患の診断・統計マニュアル』で、一般にはＤＳＭと言われているものである。精神科医と心理士にとってこれはバイブルのようなもので、米国精神医学協会によって認められた精神障害すべてを概述し、定義し、そして分類しているもので、専門家ならこれに従うことを求められている診断基準を提供している教科書である。ＤＳＭは食欲不振症から統合失調症までの広範囲な精神障害を分類しているが、「サイコパス」という診断名はそこにはない。マッキアルディが指摘したように、反社会性パーソナリティ障害のそこでの定義は、「十五歳以降に起こる他人の諸権利の無視ないし侵害の広範なパターンで、以下の七つの基準のうち三基準（以上）を満たしている。①社会的規範への不適合、②無責任さ、③人をだます、④他人の幸福への無関心、⑤無鉄砲・無頓着、⑥計画が立てられない、⑦易怒性、攻撃性」とされている。ＤＳＭを除けば、多くの医師や研究者たちはサイコパスに関する彼ら自身の定義をもっている。問題は定義がそれぞれ異なっていて、どれも決着がついてないことである。

慣例的医学的な診断基準について考えてみると、サイコパシーをめぐっては数多くの論争が起こっていることは実際驚くには当たらない。肥満症、糖尿病や高血圧症のような状態では、患者が罹患しているかどうか判断することは容易である。というのもこれらの疾患の症状はよく知られており、検査も簡単にできるからである。インシュリンが低く、糖分解能力が阻害されているなら、糖尿病ということになる。しかし、こころの病となるとこのようなことは言えない。

たとえば、精神疾患は疾患とはまったく考えられない。疾患とはある一つの障害の原因（つまりは病因論）についての知識と、この障害が身体に及ぼす作用（つまりは病態生理学）に関する知識とを基盤としている。他の器官系の数多くの真の疾患とは異なって、こころの疾患ではこの基底にある生物学的作用機序についてはほとんど知られていないので、このような明確さがない。脳の働き方についての私たちの理解が進んでいるにもかかわらず、この器官はいまだに大きな神秘のベールに包まれている。したがって大半の精神医学的異常は障害（disorder）とか症候群（syndromes）とか呼ばれている。サイコパシーは、この疾患・障害段階のもっとも低いランクにある。というのもその定義づけにおいて意見の一致がなく、その存在をめぐってさえ異論があって、このためにその基底にある原因に関して専門家の間で意見の一致もないことになる。サイコパシーを諸特徴のチェックリストのようなもので同定し、定義づけようとすることは野外動物分類ガイドブックを文章だけでたどるようなものである。もし飛び、食し、音を立てるということであれば、鳥かもしれないが、それはコウモリとか昆虫でもありうる。実際これは何か、最終決定には至らない。

サイコパシーのような精神医学的障害を検出するための決まった方法というものがないのだが、ＰＥＴ（positron emission tomography：ポジトロンＣＴ）やｆＭＲＩ（functional magnetic resonance imaging：機能的核磁気共鳴画像法）の断層写真のような画像法や遺伝学、さらには行動的そして心理的測定検査、その他の完全に医学的、精神医学的精密検査などから得られる情報から患者の脳を検討することによって、その精神状態のいくつかの側面を明らかにすることができる。これらの検査は一緒になって、精神医学的障害を示している可能性のある症状群を明らかにしうる。精神医学的障害は一つ以上の症状によって特徴づけられていることがしばしばあって、患者は種々の症状の数や重度に基づいて診断がなされることになる。大半の障害にとって診断はまたスライディングスケール、スペクトラムと呼ばれることの方がより一般的だが、に基づいてなされる。これは患者の事態は軽度なのか、それとも中等度あるいは重度なのかを示してくれている。このような障害と関連している中でもっとも知られているスペクトラムは自閉症スペクトラムである。この低い端には言語習得の遅れや関心の幅の狭さなどが見られ、高い端には強い反復行動やコミュニケーション能力の障害が認められる。

サイコパシーが一つの実在する障害なのかどうか、もしそうならその特徴を形成するものとは何か、という論争があるにせよ、医学界においてはいくつかのパラメータが認められている。もっとも知られていて、広く採用されている検査がＰＣＬ-Ｒ（Psychopathy Checklist, Revised：サイコパシー・チェックリスト改訂版）で、これを開発したカナダの精神科医ロバート・ヘア（Robert Hare）の名前をとってヘア・チェックリスト、あるいはサイコパシー・テストとして知られている。ＰＣＬ-Ｒは二〇項目から成り、各項目は〇や一、もしくは二点と評価され、〇はサイコパシー的特性（trait）がないことを、一は部分的に、二は明らかにそれが存在することを示すものである。四〇点満点で、このような点数を持つ者はこの尺度では完全かつ無条件のサイコパスとみなされる。二五点が時には採用されることもあるが、三〇点がこの診断のための限界点となっている。テストの評定は尺度評価の訓練を受けた人物によってなされ、臨床家が被験者との面接セッションにおいて実施されるのが通例で、司法的記録あるいはカルテや第三者からの情報が参考にされることもある。検査は本人不在のまま被験者を熟知している人物によって代行されることもある。

これらの特性は四つのカテゴリー、ないし「因子」に分類される。対人関係因子には浅薄、尊大、欺瞞が含まれている。情動因子には後悔のなさ、共感性欠如、行動に対する責任を引き受けることの拒絶が含まれ、行動因子には衝動性、目標欠如、信頼性欠如が含まれている。さらには反社会的因子として、易怒性、非行歴や犯罪歴が挙げられている。反社会性パーソナリティ障害はサイコパシーと関係しているが、より広く存在し、基底にある人格問題よりも外に向けての破壊的行動が基準となっている。サイコパシー・スコアは実際、再犯や犯罪の重度、予謀の有無の比較的優れた予測因子となっている。

本人自身で行って、「正式」ではない診断をつけるような種々の検査があるものの、サイコパシーは誰でも手軽に判定できるような代物ではない。自分で実施するチェックリストの典型的な結果は、「私は抜け目がなく、悪賢く、狡猾で、敏捷である。もし必要なら、私は人を騙すし、節操がなく、裏取引にたけ、人を操り、不正直にさえなれる」といったものである。他の二つの自己検査の結論では、「時々私は新鮮で、スリリングで興奮させてくれる刺激を強く求めたくなることがある。私は容易に退屈してしまう。このため運試しや、危険を冒すようなことをしてしまう。物事を「最後まで」やりぬいたり、同じ職業に長くとどまったりするようなことは私にとってとても大変なことのように感じられる」。そしてもう一つの結論は次のようなものである。「私がやってきたことは金を稼ぎ、他人を搾取したり、操ったりすることである。ありきたりの仕事に対しては、気持ちが乗らないことがしばしばあり、自己修練に困難を感じ、自分の責任を果たす能力に欠陥があると思うことがしばしばある」。

ＰＣＬ-Ｒで表示されている段階を図示するために、私はサイコパシーについての数多くの画像——正確であったり、そうでなかったりするが——が満ちあふれている大衆文化について触れてみたい。このもっとも極端な、ばかげた例は、ホラー映画に出てくる歯をむき出しにした登場人物で、濁った片眼しかなく、危険この上もない雰囲気を漂わせ、一目見ただけで寒気がしてくる。フレディ・クルーガー（Freddy Krueger）は、ホラー映画『エルム街の悪夢』シリーズの登場人物や『悪魔のいけにえ[1]（The Texas Chain Saw Massacre）』の家族を思い起こして貰いたい。『アメリカン・サイコ[2]（American Psycho）』の映画に登場する、クリスチャン・ベイルが演じる自己愛的で混乱した主人公パトリック・ベイトマンの性格でさえも、あまりにも暴力的すぎて実在とはかけはなれており、真のサイコパスの代表的なものとは言えない。大半の暴力的犯罪者ははっきりした精神病者であることは稀であり、これらは戯画化されてしまっている。

いくつかの納得できる性格描写として挙げられるのが、『グッドフェローズ[3]（Goodfellas）』でジョー・ペシによって演じられたトミー・デビートや、『ブルーベルベット[4]（Blue Velvet）』のフランク・ブースである。これら両者は外見的には比較的まともな男――街中ですれ違っても、気にもとめない男という意味でだが――に見える。しかし両人は深く混乱していて、心の中の攻撃性を結局は抑制できず、その暴力行為に対してほとんど後悔をすることがなく、同情心のかけらもない。トミーもフランクもPCL-Rの得点は高いものとなろう。とりわけトミーは対人関係においては多弁かつ魅力的で、人扱いが上手である。彼は愉快な男で、性格がコロコロ変わる。「私がお前を楽しませているって?[5]」（Do I amuse you ?）が出てくる場面では、トミーは相手を苛つかせ、この問いへの答えは返ってこない。サイコパスは人々を耐えがたい状況へと追いやることもできる。映画でトミーがある男の足を撃ってから、とんでもないことしてかしやがってと自身をののしり、カードゲームに戻っていくという一場面がある。殺人の後にサイコパスは自分のしたことを他人事のように感じる、と語ることがしばしばある。彼らはいつもと違い、抑制できない力に押されて行動を起こしたように感じる。トミーは足の狙撃事件を「事故」だと言い張っている。サイコパスすべてが衝動的で、身体的暴力を振るうという訳ではないが、トミーとフランクの場合のように、一部はそうである。

私の好きな例は、一九八六年の映画『刑事グラハム／凍りついた欲望[6]（Manhunter）』で、ブライアン・コックスとウィリアム・ピーターセンが出演していた。コックスの役は人肉食嗜好の連続殺人者ハンニバル・レクターで、この役は後になってアンソニー・ホプキンスによって再演され、より有名な映画、『羊たちの沈黙』、『ハンニバル』として上映された。レクターの性格特徴は共感性の欠如であり、饒舌と、人をうまく操り、その忌まわしい倒錯的行動に対する良心の呵責の完全な欠落である。つまり彼は、多くの人が古典的なサイコパスと考える人物であり、ヘアのチェックリストでは高い点数をおそらくつけるような者である。レクターに似た実在した人物たち、たとえばジェフリー・ダーマー、テッド・バンディとか「サムの息子[7]」はもっとセンセーショナルで極端な事件例を引き起こしている。

（1）一九七四年のアメリカ映画。日本での公開は一九七五年二月。
（2）一九九一年に出版されたブレット・イーストン・エリスの小説作品。一九八〇年代後半のマンハッタンを舞台に、ウォール街の投資銀行でヴァイスプレジデントを務める一方で快楽殺人を繰り返す主人公を描く。
（3）一九九〇年のアメリカ映画。マフィア界で生きた男の実話を元にして書かれたニコラス・ピレッジのノンフィクション『Wiseguy』を原作として、マーティン・スコセッシ監督により撮影された。
（4）一九八六年に制作されたアメリカ映画。監督・脚本は、デイヴィッド・リンチ。
（5）上機嫌でマフィア仲間と冗談を交わし、仲間から、お前は面白い男だと言われて、トミーが放った台詞。
（6）一九八六年のアメリカ合衆国の映画。日本での公開は一九八八年十月。原作はトマス・ハリスの小説『レッド・ドラゴン』。
（7）犯人の自称、本名デビッド・バーコウィッツ──いずれも犯罪史上著名な米国の連続殺人者。

しかしヘアによると、ここには入らないまったく別のカテゴリーに属するサイコパスがおり、ＰＣＬ－Ｒでは高得点を示さないが、それでも古典的なサイコパシー的特性を示す徴候を強くしている。これはピーターセンが演じた「Manhunter」の英雄で、ＦＢＩのプロファイラー、ウィル・グレアムのような人たちである。グレアムは自分がレクターと同じ欲求と対人関係における共感性の欠如を有していることを認めている。彼は殺人者ではないにせよ、実際にはサイコパスであるか、少なくとも私がマイルド・サイコパス（Psychopath Lite）と読んでいる、準サイコパス（near-psychopath）である。彼はＰＣＬ－Ｒでは一五から二三程度の点数で、完全なサイコパシーの限界点である三〇点未満で、その他の点では完全にまともだと皆が思うような人物である。私の妻ダイアンと一緒に一九八六年にこの映画を観た時に、ウィルを指さし、「あれはあなただわ」と言った（この時、妻のこの言葉に少し虚を突かれた思いを抱いたが、ウィルがいかにすばらしく、深みのある男性であるかということを妻は言いたいのだと私は思い込もうとした）。

三〇点以上の非の打ち所のない範例的サイコパスは検査を受けた女性の約一パーセント、男性の約三パーセントしか占めるに至っていない。しかし、その広範な分類システムにもかかわらず、あるいはそれだからこそ、ヘアの尺度には異論が続出しているが、これは医学や科学の新しい分野では絶えず起こっていることである。あらゆる学会で、広範な分野の同僚たちが集まる廊下やパブでのあらゆる会話でこの検査の性格について議論が沸騰するのはやむを得ないことである。

批判の一つは、尺度では階級や民族性が考慮されていない、というものである。ロスの下町の犯罪に苦しむ下層階級地区における規範的行動はミネソタ州の上流階級地区におけるものとは異なっている。

またこの検査がどの程度暴力を予測できるのかという点でも論争がある。スウェーデンのマルタ・ワリニウス（Märta Wallinius）とルンド、ヨーテボリ、ウプサラ大学の共同研究者らが二〇一二年に発表したことには、反社会的側面（易怒性など）は暴力行動をとりわけ良好に予測するが、対人関係面（浅薄等）はこれをまったく予測するものではない。刑事司法制度はこのような知見にとりわけ関心を抱いている。

サイコパスが存在するのかどうかをめぐって論争はあるものの、私たちがサイコパスとして触れている者たちの中で重要な特徴の一つが、平板な感情の動き（a flat emotional playing field）とも言える対人関係における共感性の欠如である。サイコパスは人を憎まないことがあるが、愛し、愛されるという私たちの多くがしている仕方で、人を愛することもない。サイコパスは人を思い通りに操縦しようとし、嘘に長け、口がうまく、愛嬌たっぷりで、人の気持ちを引きつける。彼らは人が恐れるような結果を気にしない。また誰でもそうであるように、虚偽や暴力を働いて捕まるという重圧には心動かすことがあっても、一部の者は冷然としたままである。もっとも危険な者でさえも楽しく、心配の無い、時には社交的な者に思えるが、遅かれ早かれ、彼らは明確な距離を置くようになり、まったく冷淡になり、他人への関心を示さないようになる。彼らはしばしば衝動的で、罪悪感や後悔の念にさいなまれない。つまり、彼らはあなたを向こう見ずで危険な遊びに誘っておきながら、けが人が出ても、肩をすくめるだけでおしまいにする。

サイコパスを同定する際に、ヘア・チェックリストはスクリーニングとしては悪くはないが、完璧なものではない。特性の二〇項目を検討する以外にも、各項目が〇、一、二の評点しかない点も問題である。

私としては〇から五までの評点とし、特性の各項目に異なった重みをもたせる数学的モデルを採用したい。この方が、たった一つの点数だけよりも、あるいはイエス、ノーのカテゴリー診断よりも、それぞれの個性を明確にしたプロフィールが、もっとうまく得られるであろう。身長と体重だけで、健康とか肥満とか判断することはできない。運動をしていますか？　食事は何を摂り、何を飲みますか？　とかの質問が必要であろう。体重過多ではあっても、身体が大きいだけ、ということもあり得る。あなたを熟知している医師ならこのようなことすべてを考慮に入れることであろう。

さまざまな行動の一つのまとまりを一つの障害として包括することにもまた困難が伴う。演技性、自己愛性、そして反社会性パーソナリティ障害のような状態の間には重なり合う部分が少なくない。さらには誰でもが多少なりともサイコパシー的である、僅少ではあってもＡＤＨＤ（注意欠如多動性障害）などを部分的に有している。精神医学はカテゴリー的に把握する仕方から離れつつある——最近の診断マニュアルは障害（disorders）に対して「次元」（"dimensions"）という語り口をしている。しかし医師たちが新しい方法を学ぼうとせず、保険会社が個々の診断に信頼を置く必要があり、そして誰でも境界鮮明で、明確なラベルを好む限り、カテゴリーに支配された考え方から抜け出すことは困難である。私はサイコパシーを他の人が芸術を見るような仕方で、見ている。つまり、それを明確にすることはできないが、それに出会ったときには、そうだとわかるのである。

人々がよく質問することの一つは、社会病質者（sociopath：ソシオパス）とサイコパスには違いがあるのか、ということである。多くの心理士がどちらの存在も否定することを除けば、臨床場面においては両者は言葉の違いでしかない。ロバート・ヘアが指摘しているように、社会学者は環境に焦点を当て、障害を社会的に変更可能な側面を強調しがちであり、このため社会病質という用語を好み、一方心理士と精神科医たちは診断を下す際に、社会的因子と同じくらい遺伝的、認知的、情緒的因子を考慮するので、サイコパシーを選ぼうとする。私は脳科学者であるので、このパーソナリティ障害の遺伝的、神経学的原因に関心を抱いており、本書においてはサイコパスの用語を採用していきたい。ヘア・チェックリストのこれら四側面（対人的、情動的、行動的、そして反社会的特性）をある程度併せ持つ人物を示すために、この用語を使用していきたい。

一九六八年大学三年の時に観た映画『Charly』(8) 以降、脳に私は関心を抱いてきた。知的に障害をもった者が自分の人生を変えようとして、学習の仕方を学ぼうとする物語である。そして実際に彼は学習し、ある新しい脳外科的治療を受けてから一時的にせよ天才となった。この同じ治療は彼のモルモットとなった実験マウスにも施されていた。行動の生物学的、化学的基盤を予見しているようなこの映画が私にとって職業的方向を明確にしてくれた。

私の経歴はいくつかの方面の脳研究によって貫かれてきた。大半の研究者は比較的狭い研究領域で専門家になろうとするが、私の関心はこの縄張りのあらゆる流儀——幹細胞から断眠に至るまで——をカバーしてきた。

（8）邦題『まごころを君に』は、ラルフ・ネルソン監督による一九六八年公開のアメリカ合衆国の映画。原作はダニエル・キイスのSF小説『アルジャーノンに花束を』。主演のクリフ・ロバートソンが第四一回アカデミー賞で主演男優賞を受賞している。日本では原作と同じ『アルジャーノンに花束を』のタイトルでビデオが発売されたことがある他、『まごころを君に／アルジャーノンに花束を』のタイトルでテレビ放送されたことがある。

一九九〇年代にサイコパシーの研究を私が開始したのは、カリフォルニア大学アーヴァイン校精神医学・人間行動学部門の私の同僚から連続殺人犯を含むとくに暴力的な殺人者たちのPETスキャンの解析を依頼されたからであった。これらの殺人者は法廷で有罪宣告がなされ、次に刑を決める審判が開始しようとしている者たちであった。殺人者が、その脳の損傷が発見され、より寛大な判決を受けるようになることをしばしば期待して、脳スキャン検査を受けることに同意するのが通例となっているのが、刑事訴追過程のこの段階である。

前述したように、サイコパシーについては私たちはほとんど知らないのだが、スキャン検査を欠いてはその知見はさらに乏しいものとなろう。その脳は別のことを語っているのに、サイコパスが、優しさや後悔の念を示すような偽装をすることは容易なのである〈つまり、そんな優しさなどありようもない脳所見がなければ、関係者は容易にだまされてしまいがちである〉。共感性や倫理性と関係する脳領野の活動性が低下していることを示す脳スキャン画像の異常を自分自身の脳に私が見つけた時期、つまり二〇〇五年の十月に私が遂行していた研究がこれであった。

この問題について私が熟知しているだけに、私はこのことにおびえたり、心配したり、気が動転したのではないかと読者は思うかもしれない。しかしそうではなかったのは、私が自分のことをよく理解していたからであった。私の結婚生活は幸福で、三人の子宝に恵まれ、この子たちを私はとても愛していた。私はそれまで暴力的でも、他人を操るようなことも、危険な犯罪を行ったことも決してなかった。私はハンニバル・レクターのような人物ではない。レクターは尊敬される一人の脳科学者で、患者たちの心を研究していた。しかしレクターは自分の利益のためにいかにして患者たちをコントロールすることがもっと上手になるのかを知るために研究している、などとは患者たちは疑いもしなかった。なるほどそうか、私もレクターと同じ一人の科学研究者であったのか。しかし私は〈彼とは違って〉患者をもったことなどはないのだ！

しかし私の脳スキャン画像はこれまでまったく考えてもいなかったようなことをまさしく語っていた。サイコパスたちの心についての研究を概括した論文を私は丁度投稿したところであった。そこではサイコパシーの神経解剖学的基礎を論じている一つの理論を提示し、それは私自身にも合致しているパターンを示していた。このため〈サイコパスではないと思っている〉私の脳と私が報告したばかりのこの〈私にも認められたサイコパスの〉特徴的所見とをどのようにしたら折り合いをつけることができるのだろうか？ 私自身が見いだした法則の一つの例外がまぎれもなく私であるということなのであろうか？ 私たちが自分たちの脳、私たちのあらゆる思考や活動の元であるこの器官に依拠した研究が信頼できないとするなら、私たちが実際は何者なのかということを理解できるにはどのようにしたらよいのであろうか？

第二章　悪の醸成

メディアや大衆文化は大人になって暴力的殺人者になった児童や子どもをサイコパシー的とか普通でなかったとかいう像を幾年にもわたって振りまくことに多大の功績を残してきた。学校狙撃事件が起こった場合を考えてみよう。犯人の友人、家人、級友そして先生たちは何が起こるか予見しなければならないような危険信号のすべてに気づいているように思われる。また、親がわが子に異常な、あるいは反社会的行動の徴候を認めるなら、親は治療や処方が直ちに危険な障害物を除去することを願って、受診させる。

このようなことが自分の脳スキャン画像を私がなぜ最初から深く追究しなかったのかという一つの理由である。私の子ども時代は幸せであったのだ。しかし、私が他の少年たちと異なっていた徴候に気づき始めたのは、私の研究成果と私個人に関する所見との関係を考える過程でいくつかのエピソードについて思いを巡らしはじめてからであった。

私が生まれたのは一九四七年十月十八日、午前七時七分、ニューヨーク州のポキプシー市(1)においてで、体重は七ポンド七オンスであった。私は迷信を信じるような男ではないが、生まれついての私のラッキーナンバーは常に七であった。母の妊娠期間中、問題はなかったが、私が無事出産するまで四回流産を体験していた親は不安を抱いていた。私の両親、叔母と叔父、祖父母たちが私に語ってくれたことによれば、私は幸福な赤ん坊、幼児であった。しかし私の泣き声で〈暴れん坊の〉兄のジャックを少しも困らせることがなかったことは果たして幸福であったのかどうか私の気持ちは少し複雑である(2)。

私の母やその他の幾人かの家族によれば、私は行動的にはなんの問題もない「可愛らしい、幸せな赤ん坊」であったが、一歳時には重篤な喘息に罹患した。しかし治療は受けなかった。この病気は今日まで続いている。あるとき息苦しい日々が続いたことがあったが、このことは私のもっとも古い、もっとも長続きしている記憶となっている。私が思春期に達するまでの私の人柄について語ってくれるよう、母親に最近頼んでみた。もし私の行動が変化していて、この時期に私がどこかおかしいことがなかったのかどうか尋ねてもみた。形容詞を並べて彼女が語ってくれたことには、この期間を通して私は、「可愛らしく、愛らしく、率直で、茶目っ気があって、好学心に富み、能力があって、元気で、洞察力があり、好感がもて、親しみやすく、いたずら好きな子であった」、そして「厄介な質問ね、自分で好きなように考えたら」と付け加えた。

私の家族は私の幼年時代について何年も同じようなことを語っていた。彼らが語ることには私は可愛いよちよち歩きの坊やで、祖父は私を「全米かわいい赤ちゃんコンテスト」に一度参加させたことがあった。父はどこにでも私を連れて行き、よく一緒にでかけた。二人の絆は思春期前期まで続き、この頃父は私を酒場に連れて行き、そこのプールで遊び、ダーツを楽しみ、シャッフルボード〈長い棒で円盤を突いて点数表示部分に入れる遊戯〉で腕を競いあった。一緒に酒場のカウンターに座り、店主と談笑したりしていた。釣り旅行にも一緒によく出かけ、アディロンダック山脈(3)では幾晩も過ごしたことがあった。

私が三歳の一九五〇年に開始されたサラトガの競馬レースに父は私を連れて行くようになり、私はそれから六三年間も毎年八月にはサラトガ競馬場に行くのと、マス釣りに可能な限り出かけることが習慣となっている。私は母親とも親しく、相当に早い時期に、料理や縫い物、アイロンのかけ方まで彼女から教わった。

私の家族は一九五一年、私が四歳の時に、ポキプシー市から転居し、翌年ニューヨーク、コホーズの聖パトリック学校の幼稚園に通園した。カトリック系小学校では尼僧が教鞭を執り、とくに出来事もないまま幸せな時間をそこでは過ごした。なるほど、一つだけ事件らしいものがあった。第一学年の私にとって最初の聖体拝領式時に、私は周囲に冗談をまき散らし始めたので、教師は私を一五分間お尻から屑箱に押し込めた。級友の一部は空中に両足を突き出した私の姿を観て、恐怖を目に浮かべていたが、何人かのろくでなしは笑いをこらえるのに必死であった。この状況は面白いと私は感じていたことをはっきりと覚えている。そこで私は級友たちにふざけた表情をして見せてやったところ、さらに罰が一五分延長されてしまった。クラスの道化者という私の人生を開始したのは、この時であったと思っている。それはいまでも断ち切れようもない私の性癖なのだ。五十五歳になったときに、他の三〇人と一

(1) Poughkeepsie は、ニューヨーク州ダッチェス郡の郡都である。日本語ではポケプシーと表記されることもある。ニューヨーク市と北方の州都オールバニーの間にあり、ハドソン川の西側に位置する。人口は二〇一〇年調査で三万二七三六人である。
(2) 長兄ジャック等、著者の同胞やその他の家族については次章で言及されているので参照のこと。
(3) 米国ニューヨーク州北東部、アパラチア山脈の一部—最高峰 Mt. Marcy (一六二九メートル)。

緒に深刻で微妙な問題に関する社会人講座の受講中に、ある有名なテレビニュース司会者の女性といちゃつき、冗談を言って皆からひんしゅくを買い、彼女と一緒にそのまじめなクラスから追放をくらった。誓って言うが、彼女は聖パトリック学校一年生時代に、尼僧と一緒に私を窮地に追いやった女児の一人だった。

数年後に家族とともにコホーズから近くの、より高級なルードンヴィルに移り、ルードンヴィル学校に四～六年まで在籍した。小学校卒業までのこの三年間はおしなべて華々しく、すばらしいものであった。この年間の個々の日々の多くをいまでも覚えており、学業も、学校活動の面でも私はうまくいっていた。私の教師たちはとくに優秀で、その一人、ウィニー・スミス先生はいかなる時代の小学校教師の中でももっとも偉大な一人である。彼女は私たちの多くに愛されていたが、とくに私には目をかけて、学校での演劇活動、音楽演奏、絵画などあらゆる学校活動へ私が参加するよう鼓舞してくれた。私はこれらの活動に楽しく参加し、彼女が担任であった第五学年の間になされた多くの学校活動について、幾十ものことをいまでも忘れていない。

私の小学校後半時期、トロイの、父と叔父の薬局店で私は時々手伝いをしていた。自然界、動物、庭いじり、屋外活動への私の早い時期からの関心は科学、数学、工学へのまだ幼い時代の適性に促されたもので、薬剤師たちとウマが合っていた。科学者になりたいということは若い自分からの自分の夢であった。何が私たちを形成し、なぜ私たちがここに存在しているのか、という問題に私は強く心が惹かれた。大きな薬局店の奥の部屋で働いていると経験できる医学的な話や団欒のすべてが将来への準備を大いにうながしてくれた。そこでの経験のすべてが私を初めから虜にし、中学、高校時代もそこでアルバイトを続けた。あらゆる薬剤、薬剤師の基礎である化学に関心を抱いた。硝酸カリウム、つまりは硝石の茶色い瓶をその時見つけた。若い薬剤師にいくつか質問をぶつけ、この化合物は銃弾の火薬の基本成分であること――多分に私がまだ知る必要もないこと――を知った。薬局には基本的な化学薬品が貯蔵されており、間もなく私はその他の基本的薬品、炭、硫黄、写真の現像促進剤である酸化マグネシウムなどの置き場所を覚えた。爆発物や大きい音を出すものすべてについての嗜好が長く続いたのはこの時からであった。自分で花火を造り始め、これを卒業してからは、親友の手助けを得て製造したパイプ爆弾の規模も漸次大きくなり、幾年も定期的に私たちはこれらを爆発させていた。同じ頃火遊びや射撃に格別の関心を持つ別の二人の友人が私を彼らの冒険に誘ったが、これはしばしば大きな野火となり、彼らの自宅にも延焼しかねないほどのものであった。この二人とは一緒になって乱暴な行為をも試みたが、私たちはいたずら小僧ではあったが、ほとんど害悪を及ぼすようなことはなかった。もっとも今日ではそんなことを罰を受けないでやってのけようとしても、毎回捕まり、留置場送りとなってしまうだろう。一部の私の友人は動物を銃で撃ったり、鳥を串刺しにしたり、牛の尻に杭を打ち付けたりしていたが、私はそんなことに興味はなかった。

ハロウィンなどの楽しみにしていた祝祭日のように、公認の馬鹿騒ぎができる夜などには、私たちは腕白ぶりを発揮した。私たちは考えうる限りの悪戯をやってのけたが、誰も傷つけるようなことは決してなかったし、祭りの最後の夜には菓子を目一杯詰め込んだバッグを背負い、それを修道院に投げ込んでいた。それは慈善のためでもあるが、尼僧が私たちに懲罰を与えるような時に、寛大にして貰う魂胆もおそらくはあった。私たちは質の良くない悪ガキではなく、ただのいたずら好きであった。私にとって、いじめて、人を苦しめたいという私のこころの中の動因は暗い側面であるかもしれない。しかし、通常、それは悪い冗談のうちに結局は発散されるという仕方で終わるという明るい側面をもっていた。

私のそのような悪戯好きは後天的に学習されたものだったのかもしれない。私の父や叔父は二人とも悪ふざけ屋で、薬局の父の共同経営者の叔父アーノルドや母方大叔父チャーリーは悪戯の師匠であった。父と叔父は、値段を実際には最大九〇パーセント下げているのに、比較的裕福でない顧客に悪戯をして、彼らは値段を高くしているようなそぶりをしていた。もし誰か客が一〇ドルの杖を買おうとして来店してくると、実際の価格を告げる代わりに、意味ありげな表情をして、「それは二ドルもしますよ」と言うのだった。二人がこのような悪戯をするのを幾度も目撃したものだった。二人はこのような客を少し困惑させてはいたが、この悪戯はあまり裕福でない顧客が金銭に困らずに人間らしい生活ができるようにとの配慮から実際にはなされていたのであった。

学校は中学、高校に進学する時期となり、コロニー近くの公立学校、シェイカーハイスクールに進学した。それは新しい実験校で、一九五九年からコンピュータ導入を図るなど、ハイテクを売り物にしていた。私の時代のシェイカー校はおしなべてすばらしくて、学業や対人関係、芸術や音楽、スポーツでも大いに活躍する舞台を与えられた。幾人かの天分に恵まれた教師を有した非常に優れた学校で、各学年において私はこの愛すべき学校に満足していた。

私の思春期後期には、私は好感の持てる、標準的生徒で、親切で、頼りがいがあり、周囲を和ませていた。折りに触れて珍奇なことを言ったりしたが、私は多くの人たちに受け入れられ、多くの人が私とつきあいたいと望んでいることがわかったし、私と遊び友達や、それ以上に親友になりたいと思っていた。私はといえば、男連中よりも女性たちと仲良くしているように思われていたし、十代から現在まで長く続いている数多くの友情が示しているように、私は男の中の男というだけでなく、女性とも親密な友好関係を持てる男である。

身体的には私は威嚇的ではなく、六フィート足らずの上背とハイスクールから大学時代にかけては一八〇から二二〇ポンドの体重で、攻撃的でもなかった。私は人と喧嘩したことはなく、非常に内向的な者から大いに外向的な者までいる同胞——その中には人生を通して他人とは攻撃的な関係を続けてきた者もいる——の中でも比較的温和な振る舞いを見せている中の一人である。私には男同胞四人と女同胞一人がいる。ジャックが最初に生まれ、五年後に生まれたのが私である。その四年後には弟のピートが、その三年後にはトム、その二年後にはマークが生まれ、最後に生まれたのが妹のキャロルであった。すぐ下の弟のピートは常に手に余る子だった。彼はＡＤＨＤ〈Attention Deficit/Hyperactivity Disorder：注意欠如多動性障害〉の障害をもち、壁によじ登るなど、やっかいごとを引き起こしていた。ジャックは私以上に攻撃的で、喧嘩が絶えなかった。トム、マーク、キャロルと私はかなり温和であった。私は好戦的とは思われてはいなかったが、ガキ大将といえども誰かをイジメかけたら、私はよくつっかかっていった。イジメに介入し、止めるよう話しかけた。必要なら彼ととっくみあい、地上に彼を投げて、殺してやる、とも脅した。十九か二十歳の頃、私の仲間が酒場で喧嘩をうっているのを目撃し、彼を引き離したが、相手方は後ろから攻撃をしかけてきた。フェアではないと思い、私は相手の襟首をつかみ、外に連れ出した。私の友人は彼が相手をたたく間、おさえておいてくれ、と言ったが、これもフェアでないので、断った。私の家族の男連中の多くは筋肉隆々で、喧嘩好きであったが、私は拳闘を好きにはなれず、拳骨を使うよりも何か精神的戦いのようなものを好んだ。ハイスクール時代でさえも、レスリングやアメリカンフットボールの試合中にこれらにまったく集中することがなく、敵方相手とおしゃべりにふけり、相手をどうしても笑わせてやろうということをしはじめるのが常であった。私がスポーツを愛したのは真剣な、暴力的なのものとしてではなく、まさしく格好の娯楽としてであった。

中学時代に強迫性障害（OCD : obsessive compulsive disorder）の症状が出現した。これは、一部は宗教、とくに母親のカトリック教に関連した強迫として現れた。私の家族も内輪の人間も私に宗教を強要した人は誰もいなかったし、私も最大限これを守った。一人の司祭と私の母親だけが強迫の発症に気づいているようだった。私は毎日の教会集会にこっそり参加するようになり、土曜日は目覚めている限り、土曜の夜の礼拝で私の罪を告白し、祈ることばかり考えて時間を費やした。こうした熱心さが認められ、私は毎日礼拝に参加できるようになった。六歳から中学、高校時代までの私の少年時代を通じて、土曜日の聖餐や聖日の集会参加を欠かしたことはなかった。自分の性格や考えの弱さを悟らされる日々というこころの世界の中に私はいた。純潔と完全さに常にこころを配りながら、私は宗教的罪を犯し始めたが、この罪とはまったく奇妙なものであった。というのも、私の司祭は毎週彼に私が告白する内容は罪なんかではまったくないと言ってくれていたし、私自身もそれら〈以下触れられるように強迫症状に関連した事態〉は実際には罪ではないと知っていたにもかかわらず、それらを「罪」にしてしまうという破滅的考えにとらわれていた。

強迫性障害患者がその症状に道徳的解釈を与えることはそんなに稀なことではない。私の比較的奇妙な〈強迫的〉衝動の一つは無限に広がる空間の私の右側よりも左側に注意が向いてしまうことであった。

私のこころの中で起こるこの空間付けの時間を計ることがよくあり、こころの中での計算は一〇から二〇秒ほどで終わったが、一方に注意をより強く向けているこの時間が、一秒だけ多かったことに気づくことがあった。これが〈私の言う〉大罪であった。このような目算の誤りはそれぞれが一つの大きな罪になると私は決めつけていた。十二歳の時であったが、公園のベンチに一人で座って、身じろぎ一つせずにいた時、一時間の間に四〇の大罪を犯した。これらの各々が永劫の天罰に値するものであった。このようなことが幾時間も幾日も続き、丸二年もの間私の内面を支配していた。この派手な強迫的世界が引き起こす不安を私は概して隠すことができていたが、それに私は確かに侵略されつつあった。同時に私は自然に起こり半時間ほど持続する恐怖と破滅の時間を過ごした。これらの体験は宗教的、より正確にはスピリチュアルな危機と関連するようになり、これは何年も続いた。すべてこれらのことは家族や友人、教会関係者とかの外からの圧力がまったくない状態で起きていた。そのような外的影響があるとしても、それは私から不安を取り除こうとする彼らの努力でしかなかった。

左右の均衡に対する私の格別の注意とは別に、私は幾度も手を洗わなければならなかった。スクールバスに向かう際には、三〇フィート周囲のゴミを拾い集め、すっかり綺麗にするためにあちこち動き回った。何もかもが道徳的問題に変化した。私はこの点で完璧でなければならず、何事にも善意をもってあたらなければならなかった。もし何か善行を行っても、それは心からのものではなかったので、これは非道徳だと考え始めるのであった。こんなことは狂気の沙汰だとわかっていたが、止められなかった。これは結局人に話しても普通ではないと言うだけなので、話さないようになった。盗むとか法を破るとかを思い浮かべることさえできなかった。十代の男として、ダイアン、後に妻となった女性とデートをしているときでさえも、不道徳という理由で、性交をもつことを拒否していた。数年後に彼女には、「もううんざりよ」と言われてしまった。

後年、私も六十歳を過ぎた時に、母が私の強迫性障害について記憶していたことを私に語ってくれた。それは一九六一年の夏であった。十三歳になっていた私はそれまで極めて社交的であった。しかし突然なんの契機もないように思われるのに、私は人と離れ、自分の小さな世界へと次第に入り込んでいった。することは何もなかったが、隣家の男が使い古しのボートを庭に置いていた。それを見つけて、もしそれを修復すれば、釣りに使っても構わないか、と尋ねてみた。毎日このボートの作業に埋没し、時にはそれが一四時間にも及ぶことがあった。あまり人とも話さず、気分も落ち込んだ。

母が語ってくれたことには、ある日のこと台所の窓から私がボートの上で作業しているのが見え、何か悪さをしているのだろうと思った。それは、私が反社会的行動をなにがしか示した最初の頃でもあった。「私はお前のお父さんに話し、知り合いの精神科医に相談するかどうか、心配した」と彼女は語った。その時には九月に学校が始まり、日常生活に戻らざるを得ず、普通に戻った。母は父に語ることはなく、うつ状態に再び陥ることもなかった。学校が始まると、社交的になり、運動面でも活動し、いつもむずむずして、何かしないではいられなかった。落ち込んでいるひまなどなかった。

ハイスクールの一年生となり、私の信仰の深さが報いられる時がきた。私の所属する教区が毎年ニューヨーク州で開催されるカトリック青年団会議で「その年のカトリック少年」に選んでくれた。この光栄のお陰で、私はネルソン・ロックフェラー州知事やニューヨーク大司教区枢機卿スペルマンやその他教会、州の主だった人々と懇談する機会を持てた。私の同じ栄誉を受けた同年配の人々とも出会うことができた。生徒や聖職者たちと一緒の州の会議期間中の研修時に初めて気づいたことは、私の仲間のカトリック青年団活動家たちは教会活動、実践に関心を持っているのに、私は、と言えば、純粋に形而上学的世界、狂気の世界に関心を寄せていた、ことであった。

ハイスクール時代の四年間は絶え間なく活動し続けていた。毎年、アメリカンフットボールやレスリング、トラックやフィールド競技で活動していた。夏には競泳に参加し、冬にはスキーをし、スワロームやジャイアントスワローム競技に挑んだ。誰よりも勝負を楽しんだが、競争相手に熱くなるようなことは決してなかった。とはいえ、同じことがあらゆる競争においても言えなかった。室内ゲームをすると、私はまったく嫌なやつであるということがわかった。負けるのが嫌で、〈ゲームの後〉しばらくの間、ポーカーやスクラブル〈盤上でクロスワードのように文字タイルを並べて単語を作るゲーム〉の相手とは友達付き合いをしないようなことをしていた。

私は室内ゲームではスポーツマンシップに欠けることがあったが、普段はいい奴で通っていた。毎年バンド活動を続け、学園内の演劇では俳優を引き受け、演劇クラブの部長を務め、学生委員会にも関与していた。豊かな交友関係を楽しみ、千人を超す生徒の中でも私は冷静で、外見もよく、スポーツマンタイプで、頭の切れる一人と思われていた。三人の親友がおり、中の良い友達は三〇人を超えており、クラス仲間全員とは友好的で、一体感を保ち、運動部、芸術部、そしてオタク集団からも歓迎を受けていた。彼ら全員とは本当に気安くつきあえて、彼らと交わり、活動することは魅惑的であった。私のユーモアセンスは抜群で、さらには寛大で、楽天的であり、皆は私と時間を過ごすのを楽しみにしていた。私は賢い子であったが、とくに何かに関心があるというわけではなく、両親を落胆させたことには、ハイスクール最終学年クラスでは「クラスの道化者」（“Class Clown”）の異名まで頂戴していた。

最近になって、旧友のパット・クイン――彼女は第七学年からの知り合いで、臨床心理士になっていた――に、ハイスクール時代の私は一体どんな性格、人柄だったのか、覚えているかい、と尋ねてみた。彼女からのeメールでの返事は以下のようなものであった。「あなたはアメフトの試合ではタフだったけど、試合を離れると、共感的で、思いやりのある人だったわ。活発で競争心旺盛な生徒で、悪ふざけの名人だったわね。政治や宗教の話になると、比較的保守的で頑固な面も持っていたわ。十代の頃にしては、とりわけ〈左翼運動の盛んだった〉一九六〇代半ばの一般的水準からすれば、限界に挑戦することは異常ではなかったわ。でもあなたは規則破りではなく、世の中の決まりになると、あなたは白黒をはっきりさせる方だった。一般的問題の議論を聞いてくれることが多かったけど、あなたの知力に及ばない人たちには容赦がなかった。あなたは精神的に平行感覚に優れた若者で、他者への洞察や共感、思いやりに欠けているなど決して思われるような人でなかったことは確かね」。

同時に、私の心の奥底には、寂しい、異様な場所へ私を引きずり込もうとしている一人の黒いブーギーマン〈悪い子どもをさらっていく小鬼〉が潜んでいることをも私は自覚していた。

三学年時の次のような短期間の困惑させられた一連の体験によって強迫性障害と奇妙な信仰心からなる明白な具合の悪さについての私の態度を変化させるのに役立った。父は私を薬剤の配達業務に就かせ、これには薬局や病院、個人診療所医師、患者や工場、それに奇妙に引きこもっている種々の顧客が含まれていた。しかし、父の意向でこの夏には薬の荷物を精神科患者で一杯の老人ホームに配達することになった。この玄関に足を踏み入れると、私を驚かすような行動を目撃した。老婦人たちが裸となり、私を彼女たちとベットを共にしようとせき立てたり、反響言語[4]（echolalia）の患者が幾時間もの間、幾度も同じ語句を繰り返しており、その他統合失調症、終末期認知症や口にできないような行動上の問題を抱えた人たちがいた。このような場面に幾度も遭遇し、私がもっていたと思われるなんらかの情緒的問題はこれらの可哀想な患者が精神的に担っている重荷に比べれば、たんなる具合の悪さでしかないということを理解した。これらの施設や女子少年院への訪問によって現実問題とはどのようなものかということについての私の考えは訂正された。そこの、奇矯で極めて不幸な人々すべてに遭遇して、〈強迫性障害のような〉私の哀れな感受性はすべてが適切にも消失してしまった。両親が私たち子どもに与えてくれた人生を私は見直すようになった。

私は極めて多忙で、私の生活は外面的に非常に積極的になり、残りのハイスクール時代を楽しんだ。卒業後、アメフットや、米国北東部やカナダの大学のトップのアルペンスキーヤーに対抗してスキー競技が続けられるようなある一つの大学を見つけた。十七歳の時に、ベルモント州のサンミッシェル大学に入学した。私の強迫症状はハイスクール高学年になるに従って軽減していったが、大学新入生時代に他の奇妙な障害が付け加わり始めた。ある日、カフェテリアで級友と談笑していたとき、私の手が理由もなく勝手に揺れ始めた。良性の家族性振戦で、遺伝性障害と診断され、腕のこの震えをいまだに時々だが体験している。

その同じ月にダイアンに会うためにニューヨークへ車を運転し、戻った。彼女とはハイスクール時代

（4）これは正確な症状記載ではないように思われる。この直後の記載からは反復言語（palialia）のことであろう。

からデートを重ねていた。その週末に彼女とドライブを楽しんでいる時に、足にうずきを感じ始めたところ、それが足から胴体へと拡がってきた。この振動が頸部まで達したとき、頭頂部から一挙に吹き出すのではないかと思った。すると、心臓は早鐘を打ち始め、ダイアンは、私の頸動脈の脈拍と胸部が激しく波打っているのを見つけ、ひどく取り乱した。私たちは車を片側に寄せ、運転を彼女に代わり、彼女の母親を車に乗せて、病院へ私を運んでいった。このとき私の血圧は収縮期二四〇、拡張期一六五もあり、脈拍は毎分一四二で、心臓血管系の合併症状は危険な状態であった。医師たちはトランキライザーを点滴し、一五分後には血圧も心拍も正常に戻った。

この出来事はその後私が体験することになるこれまでのおよそ八五〇回のパニック発作の最初のものであった。この発作が頻発したのは二十～三十代前半で、この発作が起きそうだと感じると、うまく制御することを私が覚えるまでそれは続いた。しかし最初の五〇〇回ほどのパニック発作では、数分で自分が死んでしまうと思い込んだ。発作は夜昼なく、いつでも起きており、一人でいようが、人混みにいようが関係なかった。起きるときには起きていた。発作で死にはしないと完全にわかっていても関係なく、発作はそれまで同様起きていた。興奮した大脳辺縁系が脳の理性の座を押さえ、自分は死んでしまうとの恐怖に支配された。強迫性障害や宗教的罰への畏怖のエピソードは消退したけれども、今度は手の震えとパニック発作の脳神経異常に悩んだ。いやはや、なんとも結構なことだ。

パニック発作が出現したことの有利な一つの点は、私には心拍や心臓に素質的な弱点を抱えているので、私は麻薬や幻覚惹起剤などに大学時代もそれ以降も手を染めたことは決してなかった、ということである。アルコールにははまったが、それもつきあいで時々のことであり、たとえニコチンやアルコールへの嗜癖が私にあったとしても、自分を失うことの恐れと心臓発作による死の恐怖によって、これら以外の他の薬物には近づかなかったということは断言できる。

パニック発作の発症から一年後にベトナム戦争のための徴兵検査に呼び出された。身体検査の問診で、具合を聞かれた。徴兵委員会は私の強迫性障害やパニック発作にはさして注意を払わなかったが、アレルギー性喘息が戦場でも問題になるかもしれないことには関心を示した。そこで前腕にアレルギー抗原スクラッチテストを受けた。検査一〇分もすると、トンネルに入ったかのように突然目の前が暗くなった。次に私が覚えていることは、私は医師の机に点滴を受けながら横たわっていた。抗原による完全なアナフィラキシーショック状態に陥ったのであった。その後私は徴兵されることがなかった。このことは、私を苦しめる病気がおそらくは私の命を救ってくれたもう一つのケースであることは明白である。私に天から与えられた認知や情緒上の、精神医学上、さらには身体上の宿命的試練の一つ一つが掛け値なしに私の人生と人生観とに好ましい影響を与えた。〈遺伝的宿命を乗り越えた私に〉ダーウィンなら興味を抱くことだろう。

一九六五年から一九六九年までの私の大学時代は、一九六〇年代後半に多くの青少年が体験したように、標準的で、人に無駄と思われることにも熱心であった。生物学とスキー、アメフット試合に夢中であった。私の親友たちの多くは音楽家であったり、自然科学以外を専攻したりしている人たちで、共に東洋神秘主義に当然のようにはまり、幻覚惹起剤やマリファナに夢中になった。直腸用樟脳性阿片鎮痛軟膏を嗅ぐこともこの仲間では禁忌ではなく、週末に歌った私たちの応援歌「うたかたの青春謳歌」(“Any Port in a Storm for a Buzz”)が陶酔状態のあの栄光の日々をいろどってくれている。最近、大学時代の級友、ヘンリー（幾人かの名前は変えてある）が素面だったので覚えていたあるエピソードを私に披露してくれた。それは、私がコンバーチブル車に乗っていたカップルの男を車から連れ出してしまい、彼のデートを台無しにしてしまった、ということであった。

大学を終えてからも、私はパーティ巡りを盛んにしていた。一九七七年にはカリフォルニア大学サンディエゴ校で博士号取得後の特別研究員（postdoctoral fellow）になっており、医師の友人とともに大学の主要なある一つのアメフトのゲームに参加した。ゲームの後で、仲間の騒ぎに加わり、いくつかの寮の酩酊した学生集団が酔いにまかせて彼らの家具一切を外に持ち出そうとしていた。私はその家具にアルコールをぶちまけ、火をつけてみたらどうか、と彼らをあおりたてた。ほとんどあらゆる場合にそうであるように、私は無鉄砲、愉快な奴であった。警官らが駆けつけたが、あまり心配する様子ではなかった。私は消防隊員の一人に消火ホースの繋ぎ口を教えてやった。そしたら彼は私に放水の手伝いをさせたので、群衆に放水した。数分後に友人と私は道を駆け抜け、別の大学寮での大規模なパーティに参加した。三階に駆け上り、中庭にいる群衆を見下ろした。そこに火災用ホースがあったので、私の隣の男にそれを手渡して貰い、それを窓から差し出し、その男に消火栓を開けるように言った。勢いよくその群衆に放水したところ、大勢の人の群れ――おそらくはアメフト選手たちだが――怒りまくりながら上がってきて、私を階下に引きずり下ろした。その途中で、ホースからの水が二階の天井からしみ出しているのを目撃した。私は手錠を掛けられたが、この警官を〈冗談で〉十分に笑わせてやり、私たちは誰もけがさせていないことを説明し、その場で放免して貰った。怒り狂った人々から逃げ出して、友人と私は別の寮から靴を失敬し、街中に逃げ込んだ。家に帰る途中、飲酒運転の疑いで、二度ほど検問された。ここでも、私は面白い話を警官に披露してやり、私たち二人が放免されて、帰宅したのは午前六時であった。ちょうどその時刻は医師のこの友人は緊急措置室での二四時間勤務に入る時間で、私の方は午前八時には研究室で実験を開始しなければならなかった。

私は青年期を抜け出すには十分の年頃になっていたが、思春期の少年のような行動をいまだにしていた。なんと、数は少ないが、家宅侵入や自動車窃盗でさえも、背景に何か重大なことがあるということはなく、面白半分でのできごとであった。「男の子ってどこまでも男の子」("Boys will be boys")、ということなのだろう。ベビーブーマー世代の私の友人たちの大半ともども私が気の毒と思うのはジェネレーションY(5)であって、私たちが毎日のように行っていた悪戯を彼らがしたら、学校や社会から追放されてしまう。昔から教師や警官を笑わせることができたということは、私は実際にはなんのトラブルをも引き起こすことがなかったことを意味している。しかし映画『アニマル・ハウス』(6)のようないたずらも私の思春期の終わり頃には次第に抑制がききにくくなりつつあったことは明白である。しかし、基礎医学の階段のトップを目指そうという志を定めている時に、それをひっくり返すようなひどい悪戯をしてしまうことはない、ということはいうまでもない。私は悪戯をしていたけれども、重要な時間をも過ごしていたのである。

(5) 米国の一九七八年以降に生まれた世代。
(6) 『アニマル・ハウス』(National Lampoon's Animal House):一九七八年に公開されたアメリカの大学を舞台にしたコメディ映画。毎晩のように飲んだくれ、騒ぎを起こしてばかりいる学生寮生たちがでてくる。

十代の若者は愚行に走るし、とくに他の同年齢の若者と群れていたり、大量のアルコールや薬物を摂取したりしている場合にはそうである。ここで述べているような悪戯が私の中の悪魔の仕業で、この悪魔は皆の人生を台無しにしようと機会をうかがっているなどと言うつもりはない。しかし考えてみると、幼少年期にはいかにも温和で、善良な性格であった私が、大学生になると無頓着で境界性パーソナリティ障害的とも言える破壊的態度を私がとるようになったことはいささかなりとも注目すべきことであった。

私はハイスクールで自分自身の内面的問題を抱えていたので、社会全体については無干渉主義的態度をとっていた。ヴァーモントの小さなカトリック学校に守られた環境で、私たちの多くはよその社会的、政治的出来事に関しては幸せなことに無関心でいられた。これら遠方での出来事とはいえ社会的葛藤に対する責務には多少なりとも敬意を払っていたので、ベトナム戦争反対の誓いをしたり、社会の病や不平等問題を解決することにも通り一遍の理解を示していたが、これらの事柄に対して私たちの多くが理解する準備がほとんどできていなくて、あまりにもパーティや学業に専念しすぎ、何か行動を起こすということができなかった。私はハイスクールと大学二年まではかなり先鋭的な人道主義者であったが、このような感受性は二十歳になると色あせてしまった。

私の社会意識と共感の欠落は大学の環境からくるものではなかった。サンミッシェル大学はリベラルなフランス啓蒙主義に基づいて創設されたもので、その主義は教室だけのことではなかった。学部の司祭たちは教育者であり、社会活動家でもあって、市民権やベトナム戦争など切迫した問題であればどのようなことでも、運動を展開するために一晩学校から姿が消えることがしばしばあった。こうして私の感受性の小窓が開き始め、大学三年時に次第に大きく拡がっていった。思考や行動の変化は実際に外面に現れるようになった。ドアは別の面でも開かれたが、それは馬鹿騒ぎのパーティで、今日までこれは続いている。

大学二年では、哲学の講義を受講したが、受け持っていた司祭は、私の中のあるもの、彼が好ましくないと思ったもの、つまりは私の性格に起きつつある変化に気づいていた。彼は私が教室に現れ、着席するまで講義を始めようとはせず、ある日彼は講義を中断し、私の級友の一人が学生寮に駆けてきて、私をベッドから連れ出すまでにいたった。級友たちはこの司祭に私の超感覚的知覚（ＥＳＰ）のような体験について知らせていた。私はそんなことを決して信じてはいなかったが、しかし、私は、人々が考えていることを彼らに話したり、予言をしたりすることがよくあった。おそらくそれは私が妙な徴候に気づいていたからで、そのことが彼らを陶酔させていたからであった。もっと小さかった時に一度、友人宅の裏庭にいたときであったが、天に座って誰かがいる、と言い出した。その友人を彼の父親の名前で呼び、車のジャガーＸＫＥを運転し、国道９Ｅに沿ってレイクプラシッドに向かって走り、カーブにさしかかったところで、道路脇の木に衝突し、死んでしまった、と語った。幾日かして、そのことが実際に起こった。私の友人の父親は私の予言を聞いて、そんな青二才とは金輪際付き合えない、と語っていた。人は、私には天賦の才能があると言ってくれていたが、私は、もし数多く語れば、時には当たることもあるのでは、と言っていた。大学では人を見通せる方法を身につけていると少数の友人たちから言われていた。幾人かは、私が彼らを襲うことはないと知っていても、私を怖がっていた彼らを悩ませていた。私は強面《こわもて》になろうとしたことは決してなかったが、私には何かが起こっていて、人々がこれに気づき始めていた。あの司祭は私を「悪魔」と講義中に呼ぶようになった。私はこのことを笑い飛ばしていた。というのも非道徳とか反倫理と思ったことを私はまだしたことがなかったからであった。心中考えていたことには、私の人柄や性格は無傷であるということだった。皆が口にしていたことには、私の何かが変わってきていて、この何かというのは聖なるものではなかった。彼らの意見は馬鹿げている、と私は考えていた。

進級した時に、私の関心は生物学や化学に次第に移っていき、行動は化学、電気やおそらく遺伝子とほぼ同じで、もしこれらの遺伝子の働きを操作できれば、脳も心もコントロール可能となる、という堅い信念を抱くようになった。『アルジャーノンに花束を』を原作とした映画『Charly』が一九六八年に公開された時、私は生物学部三年であった。そこでは行動の生化学的基盤が強調されていたが、私もその時には同じ考えを持っていたので、共感した。機械論的、還元主義的、遺伝子がすべてを支配しているという立場の一人の科学者という私の経歴が始まった。他のこと、自由意志や神についての信念は大学三年時に消えていった。

その頃、ニューヨーク教区の元年間カトリック少年であった私はカトリック教会を去った。私の教授の一人、ステイプルトン神父に私は接触し、私の疑問について話し、公的には最後となる告白を聞いてくれないか、と頼んだ。彼は笑いながら、「私たち聖職者は教会を止める手助けは普通しないもんだよ」と語ったが、しかし、私の頼みを聞き入れてくれた。私はその当時お行儀良く、聖典を熟読していた。キリストや聖トマス(・アクイナス)、聖アウグスティヌスの教義すべてを私は学んでいた。この教授が語ったことには、「君はもはや教会を必要とはしない。強迫性障害などというくだらないことで、教会は君を実際に狂わせている」。この言葉で陰鬱な重荷がはずれ、私は自由で、身が軽くなったように感じた。私の脳のスイッチがオンになったように感じ、積極的で攻撃的エネルギーが満ちあふれ、自信で――おそらく自信過剰であったろうが――元気いっぱいとなった。

私たちはそのように〈後天的に〉造られるのではなく、〈先天的に〉生まれているという私の信念は私の政治的見解に深い影響を与えていた。大学入学以前に、私は、母親の保守主義と叔母の進歩主義（父は中立主義）の混合を信条としていたが、右翼、左翼いずれの立場にも関係がない見解、環境的力が私たちを形成するのに幾分なりとも影響しているという見解に次第に傾いていった。私の保守的傾向は、核兵器、異性愛家族支持ということに現れ、一方、進歩的傾向は、社会がその市民の面倒を見るべきであるという信念を基盤にしていることに現れた。一九六九年に私はリバタリアン（完全自由論者）〈後出〉となった。

確固たる科学と事実を扱う神経科学への進路には有望な可能性が開けているということが私を夢中にさせ、私たちという者をいかにして脳が形成するのかという研究に人生を捧げることとなった。ハイスクール時代と大学時代前半までは関心があったソフトな心理学は人間たらしめているものは何かという実際の洞察をほとんど与えてくれないように思われた。大学最終学年でのいくつかの進学上の一時的なへまとしくじりがあったが、まず私はアルバニーのカトリック系女子ハイスクールで教鞭を執ることとなり、次いでトロイのレンセリア工芸大学の生理学的心理学と精神物理学の大学院プログラムに進学した。それから、シカゴのイリノイ医科大学の解剖と生理学の博士課程に進み、後から考えると大変興味深いことに、霊長類の脳の眼窩[7]皮質と側頭葉そしてこの関連システム（associated system）――後に殺人者の脳に損傷を私が認めることとなった領野——を研究することになった。このことが神経化学と神経解剖学の博士課程修了後の期間をカリフォルニア大学サンディエゴ校で送るという輝かしい軌跡をたどる地位を与えてくれた。その後カリフォルニア大学アーヴァイン校での期限付き常勤職へと辿りつくことになったが、それ以降ここで私は今日まで満足のいくほどに成功した教授として、落ち着いている。大学卒業以降すべてがすばらしく驚くほど充実しており、ゆうゆうとした研究生活で、これまで、少なくとも三五年間は順調であった。

（7）本書図3Cと6A（六四、一三〇頁）とを参照のこと、脳の領域名、区分け等は学派、解剖学や生理学等の研究方法によって異なっており、著者が本書で挙げられているものはその一つ。

第三章　殺人者の脳

農場での作業、森の散策、ニューヨーク州北部の田舎の池や渓流での自然探求などの幼年期の経験によって、子ども時代に私は科学に興味を抱くようになった。昆虫や蛙、這い回る虫などの世界に急速にのめりこんでいったのは、両親や祖父母、とりわけ叔母のフロのおかげであったが、彼女は看護師でコロンビア大学を卒業していた。フロ叔母さんは小学校一年の時から始まった自然界への私の興味に気づいていた。彼女に一体いつから叔母さんはこのことに気づいていたのか尋ねたことがあった。すると彼女が答えてくれたことには、私が九カ月の赤ん坊の時に、叔母は台所の水槽で私の身体を拭いていて、磁器の大たらいから水を抜いた際に、私は大口を開け、目を見開き、水がたらいの排水口からぐるぐる渦を巻いて流れ出ていくのを面白そうに眺めていた。このとき以降あんたは科学者よ、そう叔母は語った。

一九五六年にコホーズからルードンヴィルに家族が移った時、フロ叔母はコロンビア時代の看護学校で使用した微生物学の教科書を私にプレゼントしてくれ、同時に父親からは、古いが高品質の年代物、一九三〇年代のボシュロム社製の顕微鏡を頂いた。小学校四学年の時であった。

大変奇妙なことには、科学や自然に惹かれていくのと同時に、宗教と超俗性に伴う強迫症状が私に現れた。私は造物主や来世について考え始めた。私のこの没頭の原因がなんであろうとも、これが引き起こす畏怖と恐怖は私を震え、怯えさせ、人間のこころ、精神、そして魂の基盤は何か、ということを理解したいという生涯続く問題意識がそこから生まれた。

大学生活の最初の二〇年間は全研究を神経科学基礎に集中させ、また医学生と院生に身体すべての肉眼的、顕微鏡的解剖学構造と機能について講義を行っていた。一九九〇年代にＵＣＩの人間の神経科学カリキュラムにおいて医学生、院生、神経学と精神医学の研修医に講義をすることが漸次多くなり、このことが正常であれ異常であれ人間の心の生物学的基盤を理解したいという私の気持ちを刺激した。動物脳の神経解剖学よりも人脳に関する知識が漸次豊富になり、精神医学や行動科学、認知科学の同僚たちから、彼らが製薬会社のために行っている臨床治験患者の脳スキャン画像の解析を頼まれることが次第に多くなった。私は脳と神経系全体について知識が豊富であるという評判が高まった。専門的細分化が私になかったのは、私の英雄レオナルド・ダヴィンチのようなルネッサンスの巨人になるという私の子ども時代の夢に適うものであった。とはいえ、何かのエキスパートになる代わりに、現実の私はなんの専門家でもない者になりつつあった。

一九九五年のある日、私の同僚、精神科医のアンソニーが電話を掛けてきて、こういった。「ヨーッ、ジム！　お前のために仕事を請け負ってきたよ。私が相談を受けている弁護士たちが幾人かを殺害した一人の男を受け持っていて、彼の脳に何か悪いところがないか見極めようとしてスキャンを私たちが行ったんだよ。ちょっと観てくれて、その意見を聞きたいのだが、どうだろう？」。私は引き受けると返事し、その男のＰＥＴスキャン画像を調べた。

ＰＥＴ（positron emission tomography：陽電子放射断層撮影）は身体の機能、とくに組織や器官の砂粒大の小領域の機能を検査するために放射線学で使用されている機器の一つである。これは脳のような、骨に包まれた器官を覗くにはとくに有効である。PETスキャンはたんなる構造的スキャンよりも機能的と考えられているが、それは脳の機能を測定するものだからである。脳と特異的に相互作用を起こす放射性分子がスキャン検査前に注射される。この放射性分子は、脳の代謝を測定する場合は糖であり、種々の神経伝達物質に対する受容体の分布を測定するためにさまざまな伝達物質に対する受容体と結合する薬物である。

このスキャン検査で医師たちが用いていたのはフッ素の同位元素、F-18をある型の糖に結合させ、これが活動的な脳細胞内に取り込まれる。それが細胞内に残り、陽電子を放射し、これが約一時間ばかりのあいだ放射線となる。糖が被験者の腕の静脈から注射され、台車付き担架に乗せられ、PETスキャナーの中に入れられ、頭部が検出器で囲まれるようになる。脳の「写真」時間は同位元素の半減期に依存している。F-18の場合、この曝露時間は三〇分で、得られた画像はこの三〇分の時間に起こる脳活動のスナップ写真である。この時間にF-18は陽電子を放出し、これが瞬時に電子と衝突し、この結果生じるエネルギーの放出が脳を囲んでいるPETスキャナーのコイルによって検出される。スキャナーのコンピュータソフトウェアはこの衝突の源すべての位置をはじき出し、脳全体のおけるこれらの位置を三次元画像として再構成することが可能である。衝突の量の違いを色彩別に表現させるが、これは糖の脳内利用量、つまりは脳活動の違いを示している。脳領域が暗いければ暗いだけ、脳の働きはそれだけ低下している訳である。

こうして私はスキャン像を眺め、健常な脳に比較して、眼窩皮質（orbital cortex）〈本書後述部分から判断すると。前頭前皮質の眼窩部、いわゆる「眼窩前頭皮質」〈orbitofrontal cortex〉を指している〉と扁桃体周囲の活動低下を認めた〈本書図3C参照のこと。六四頁〉。健常な脳では、この領野は衝動を抑えており（たとえばこれは行動を抑制する）、ここの活動が低下すれば、人は衝動的となる。私はこのことを同僚に伝えた。この変質者〈sicko〉の弁護士が判事に主張したことには、生物学的問題が関わっており、その依頼人は自分を抑制できない。こうして彼は死刑を免れ、仮釈放ではない人生を享受することとなった。アンソニーはこのニュースをばらまき、私はこの種の依頼をされることが増え、その後一〇年の間に、約一五人ばかりのサイコパシー性殺人者――その多くは有名な犯罪者であった――の脳を解析した。法的理由からこれらの詳細を述べることはできないが、彼らの行動から明らかなことは、彼らはまさしく衝動的殺人者ではなく、まぎれもない秩序だったサイコ〈サイコパス〉〈real methodical psychos〉たちであった。

現在でも、人々は、なぜ私がサイコパシーの研究すべてを止めたりせず、これを追究しなかったのか、と尋ねるが、私には他にすることが山ほどあった。臨床科同僚との協力関係は一九九〇年代前半に拡大し、成人幹細胞に関する私の研究とともに、二〇〇〇年までにはこの共同研究は私の研究への関心を支配するようになった。最後には、人間の精神医学的研究へのこの関心と関わりによって、私の大学での地位は「精神医学と人間行動」部門へと移ることになった。一九九〇年代前半から半ばまでに始まったこれらの研究を基盤に、私は人格、発達、統合失調症、嗜癖、脳の男女差、情動記憶、そして意識などについて、最初は専門家向きの科学的な、ついで大衆や素人向きの話を次第にするようになった。一九九八年頃には私は幹細胞と精神医学研究の混じった話をしていて、二〇〇〇年には私たちの研究室は、いかにして成人幹細胞が脳損傷を修復するのか、ということを読み解く一大発見をなしとげた。この研究成果は、胚性幹細胞（embryonic stem cells：ＥＳ細胞）とは反対に成人幹細胞は成人の脳損傷、おそらくはパーキンソン病、脳卒中やその他の神経変性諸疾患の治癒のために動員されることを初めて実証したものとして、「国立衛生研究所」（National Institute of Health）から米国議会へと送られた。この発見をめぐる研究は従来とは異なったもので、二〇〇一年から六年間の私の精力を比較的多く傾け、重視したものとなった。この間私たちの研究室は三つの大きな国の研究資金を受けることになった。他の二つだが、一つはタバコ嗜癖の性質に関する研究のためのもので、二つ目は医学的画像のためのコンピュータシステムを設計するためのものであった。私はバイオテク会社「ニューロ・リペアー」（Neuro Repair）を設立した。私自身の脳スキャン画像の異常とこの意味するものとの発見に至るまでの期間は、私はサイコパスについて考える時間的余裕がほとんどなかった。

二〇〇五年に、精神科医ダニエル・エイメンが私に連絡を取ってきた。彼はＡＤＨＤやＰＴＳＤ、アルツハイマー病のような精神医学的障害の研究に脳画像を利用していた。幾年もの間彼はその精神鑑定の仕事の上でサイコパシー性と衝動性の双方の殺人者の脳画像を約五〇例ばかりを集めていた。彼は、私がこれら殺人者に一つのパターンを何か見つけられるのかどうか関心を抱いていた。私は彼に返事を次のようにした。殺人者の画像をこちらへ送ってくれないか、但し標識となるようなものは一切省き、その他のもの、健常者や、統合失調症者、うつ病者のものを混在させたものだが、と。

私はブラインドでの分析を行った。科学、とくに資料において知覚されるパターンが被験者に対する予備知識やバイアスによって極めて容易に影響されるような場合には、このブラインドのようなことを私たちは常に行っている。脳全体を眺めた時、脳の基本的な回路パターンによって、殺人者の二つの異なった型を含む明確な集団が形成されることが私は容易に認めることができた。ブラインドが外され、誰がどの集団にいるのかわかった時、これによって得られる情報が予告している内容に私はたちすくんでしまった。

これらのスキャン画像に私が認めたこと、そしてなぜそれがそれほど重要なのか、をより正確に理解するには、人脳についてまず基本的理解を得ておくことが必要である。この脳は年季の入った神経科学者でさえ驚くほどの数多い仕方で組織化されている。研究者のフロイド・ブルームは「帯電しているゼリー体」(electrified jelly) と名付けたが、これは確かに医学生一年生にとってはまさにその通りに見える。

神経解剖学者たちは脳をどのように構成するのかによって、「凝集派」(clumpers) と「細分派」(splitter) とに分けられる。凝集派は脳を可能な限り少ない区分に分けることを好み、一方細分派は脳を何千という部分に分割し、それぞれにラテン語なりギリシャ語で名前をつけている。事態をより一層混乱させるだけだが、細分派はこの脳の領野を最初に記載した研究者の名前をもつけたがる。このためとうとう、「ツッカーカンドル (Zuckerkandl) の神経繊維束」とか、「ジオッリ (Gioli) の腹側被蓋野中継帯」、「ベヒテレフ (Bechterew) の橋被蓋網様体核」とかの名前に遭遇する羽目になる。このために、医学生は神経科学の最初の課程に怖じ気づいてしまう。

これらの脳領野、これらの結合、化学、そして回路を、幼児が見知らぬ人を見て恐怖を示すような、〈障害ではない〉なんらかの適応行動に関して全体的に考察しようとすると、脳の配線の複雑さは手に負

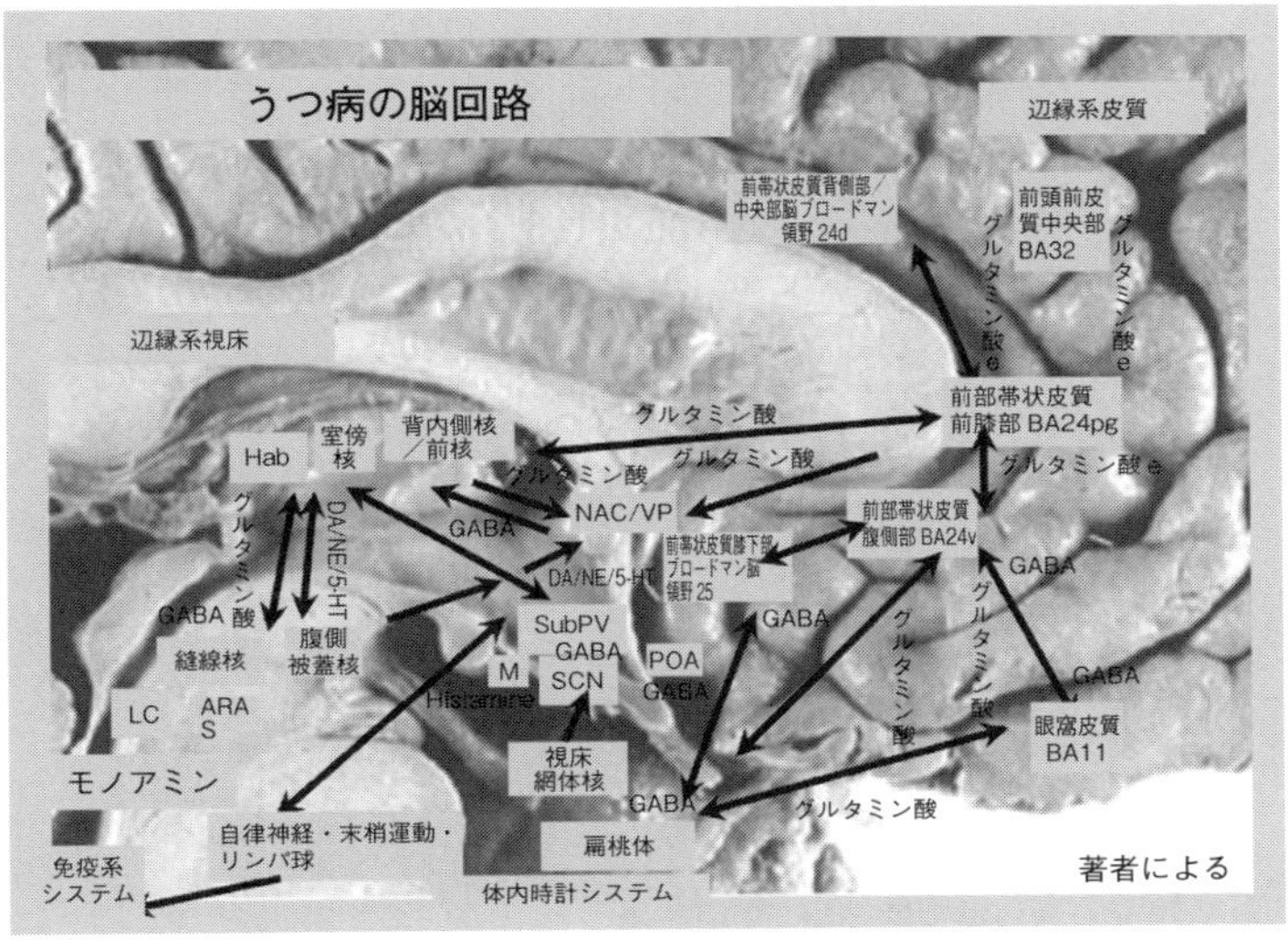

図3A　うつ病の脳回路

えないものとなってしまう。一方〈障害を扱う〉臨床科学にとって、問題となる脳の配線を図示することは朝飯前である。たとえば、うつ病に関係する脳回路の「単純化された」図がある。

この図が読者を煩わせるようなことがあってはならないし、神経科学者たちをも含む誰もが脳のこの種の図を嫌がっているが、脳は極めて複雑で、随時、ジャクソン・ポロック(1)風のこの怪物的図を私たちは扱うことになる。

しかも私たちの大半は、凝集派と細分派の両陣営の間のどこかに位置しており、脳を数百のパーツに分けている。著者は細分派で、研究のために数千のパーツに分ける立場を

(1) ジャクソン・ポロックは、二十世紀のアメリカの画家。抽象表現主義の代表的な画家であり、彼の画法はアクション・ペインティングとも呼ばれた。

採っている。しかし簡明にするために、とくに教えたり、論文を書いたりする際には、脳を3×3×3の「ルービックキューブ」風の立方体に分画している。合計二七個のパーツをもつ脳というのは単純で、扱いやすいもので、アインシュタインの科学の単純性の第一の法則、「どれもが可能な限り単純に形成されるべきで、比較的単純に、と言うのではない」を破ることがないので、私は心やすく、いまなお安眠できている。

私たちが左脳と右脳を有している、ということは誰でも周知のことである。しかし遺憾なことに、この概念にはいくつかの重要な点で欠陥がある。次ページに脳左側面と、上から眺めた脳表面図と、脳を真ん中で切断した時に得られる脳の内側部の図とが掲げられている。左と右の脳半球の内側部分は辺縁葉(limbic lobe)で、ラテン語の「辺縁」(edge)を意味する言葉(*limbus*)に由来している。これは古い皮質(ancient cortex)の完全な一つの回路を形成していて、情動や注意、記憶、認知状態と情動状態とのスイッチの切り替え、そしてあなたたちが見てない時に、あなたたちのフライドポテトの一つを誰かが取ったかどうかわかる手助けをする働きなどに関係している。

脳のルービックキューブの次の切断体は前頭ないし前部から〈中央部を経て〉後部ないし後頭部までのものである。皮質の最後尾にある領野は視覚系に属している。ここの「連合」皮質は単純な視覚、触覚、聴覚よりも複雑な機能を持っており、空間処理のような認知的役割を担っている。上下左右、遠近をもつ外界は後部領野の「上頭頂皮質」と呼ばれている上部の皮質に割り当てられている。ここの脳領野の片方に障害がある人はその感覚界の反対側半側が無視されてしまう。このため時計盤の左側の数字しか知覚できず、右側が駄目だったりする。中が空白の円内に、時計のように1から12の文字を書き込もう

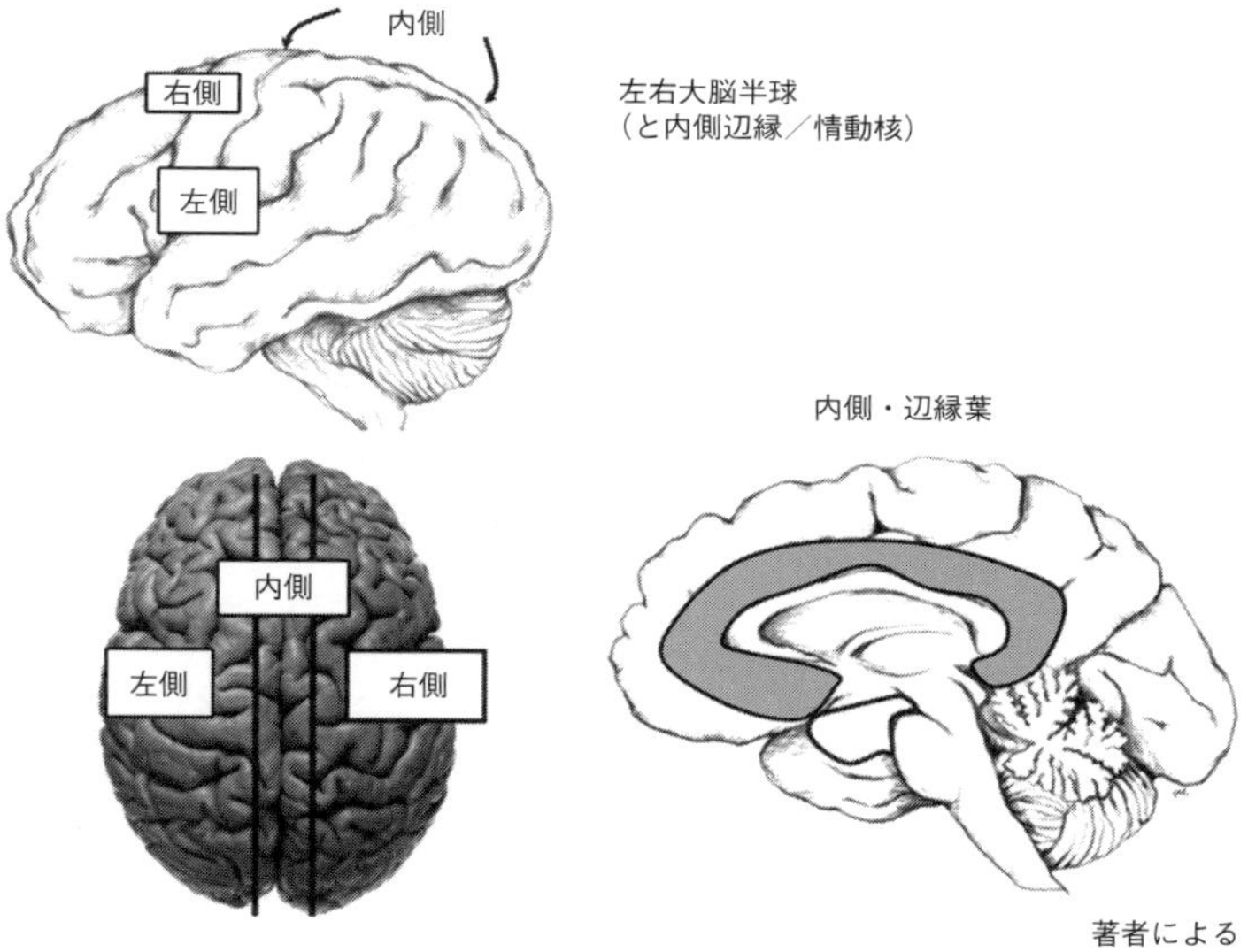

図 3B　脳の二つの半球

としても、時計の文字半分しか記入されない。もし損傷が利き手でない方を支配する脳半球に起こると、たとえば右利きの人の右側上頭頂皮質にだが（というのも各々の半球は身体の反対側半分をそれぞれ支配しているので）、「失認」という格別な段階に達してしまう。〈脳半球のここの損傷部位と〉反対側の脚でも動かすことなら可能であり、痛みさえ感じることができる。しかしこの患者は病床から自分の脚を運んできてほしいなどと医師や看護婦に頼んだりする。というのもその脚は自分には属さない異物と感じられているからである。

この後部領域の他の機能は言語の理解と概念形成に関わっている。優位半球（右利きなら左側）では、この言語機能は構文や文法をマスターすることを可能にするが、優位でない劣位半球は歌や言語のリズム、ユーモアを理解することを可能にする機能を担っている。優位半球の機能は遺伝的により強く決定されているように思えるが、半球の機能は環境により強く形成される傾向にある。つまり、話し言葉のアクセント、リズム、方言などは家族や友人たちから模倣して、学習されるが、文法や構文の基本的能力はより遺伝的に決定されている。思春期に達する頃に歌や話し言葉のリズムを取り込む傾向にあるが、その範囲や能力等に個人差がある。ヘンリー・キッシンジャーと弟のウォルターは一九三八年にナチドイツから脱出したのだが、その時兄のヘンリーは十六歳で、弟は十四歳であった。兄の発音はフランク族なまりが残ったが、弟ウォルターの発音はまさしく米国的なものであった。

ルービックキューブ体脳半球の真ん中の部分では、体性野と運動野があり、この中央部分の後ろ半分は皮膚感覚を担っていて、〈前半分は〉身体筋肉を支配する領野が存在している。この運動皮質の前部が運動前皮質で、運動のプランニングやゴルフクラブのスイングの仕方やピアノの弾き方のルールを学ぶことに関係している。これら運動に関係する二つの皮質はヘッドホンの支持腕のようなサイズと場所で各々の脳半球に帯状に拡がって存在している。

前部ないし前頭部は前頭前皮質で、脳のいわゆる執行機能を担っていて、この機能には認知のルールや、計画立案、短期記憶の形成などが含まれている。「メモ帳」としての記憶は数秒から一〇秒持続し、電話をかけるに十分な長さの電話番号の記憶を保持したり、食事をしたり、ポーカーを楽しんでいる間、どこに座っているのかとか、飲んでいるのかということを教えてくれる記憶である。前頭前皮質は人格や性格の形成、衝動や強迫、反社会的行動の抑制にとってもっとも重要な領野である。

意志の座位であるほかに、前頭前皮質は霊長類、とりわけ人類においてよく発達していると考えられている数多くの機能に関係している。これらには「フューチャーメモリー」と呼ばれるもの、つまり未来を想像するこころの働きで、まさしく、起こっていない行為を将来における事実的体験として経験することである。つまりこれは、チェスのゲームを楽しんでいて、五手後には相手を完敗させると読み切った時の快感に似ている。想像された未来の認知機能は前頭前皮質の中心にある回路に存在している。

人間のこの能力はカテコール-O-メチル基転移酵素つまりCOMT〈cathecol-O-methyltaransferase〉の遺伝子における突然変異に一部は依存していると私は推測している。この酵素は前頭葉の放出されたドーパミンを分解する働きをしている。この突然変異には二つの異型(version)があって、バリン(valine)-メチオニン多型性(polymorphism)に関係している。メチオニン異型を持つ遺伝子からは比較的低い融点の酵素COMTの産生がもたらされ、バリン異型は比較的高い融点のCOMT産生の遺伝暗号をコードするというものである。これらの意味することは、メチオニン異型では、脳の正常の温度でCOMTは比較的早く不活性化し、シナプス周囲にドーパミンが長期滞留し、長い間神経機能を始動しつづける。というのも神経伝達物質を分解する酵素〈COMT〉が存在しないからである。ドーパミンが常時供給されて前頭葉の活動が高まり、たとえばインスピレーションや沈思黙考する能力が増強される。ドーパミンやその他の神経伝達物質が関係する何百万年前かの突然変異のおかげで、初期人類は前もって計画し、戦争や飢餓のような未来の出来事を予期することができるようになった。人類がこれらの出来事を予期できたおかげで、武器を発明し、農耕牧畜などのようなことを学ぶこととなった。このように、フューチャーメモリーは時間の意味を私たちが評価することを可能にし、宗教、死後の世界、そして永遠の存在に関する私たちの信念を説明してくれている。

大脳球の次の切断は上部、中部、下部に三分されるもので、より正確には背側、中内側、腹側ストリーム〈経路（pathway）と同義語〉に相当するものである。

上部ないし背側ストリームはちょうどテンガロンハットをかぶった時真下にある。国立精神保健研究所のレスリー・アングルライダー（Leslie Ungerleider）によってストリームと呼ばれているこの背側部は、外界にある事物の「場所」と運動の処理に主として関係している。下部の腹側ストリームは外界に「何が」あるか、とくに視覚系における処理に関わっている。中内側ストリームは「いつ」事態が起きているのかということを解読し、言語やミラー・ニューロン系にも密接に関わっている〈本書第七章を参照せよ〉。

前頭前皮質の背側部とその皮質下の連結領域は「冷たい認知」、つまりは思考、知覚、短期ないし執行記憶、計画、規則作成のような感情のない処理過程と関係している〈本書図６Ｂ（一三一頁）を参照せよ〉。これには、適切な文脈における成功と失敗との為の既存の規則に基づいて、これらの思考を生み出すと同時にその他の思考を抑制することに関わっている。人生は規則と偶然に満ちており、スクラブル〈盤上でクロスワードのように文字タイルを並べて単語を作るゲーム〉なり、ゴルフや仕事であれ、あなたの欲求に従って行動を起こすのはいつがＯＫなのか？　タイルをおいたり、ボールを打ったり、国債を買ったりすべきなのはいつなのか、すべきでないのはいつなのか？　を背側前頭前皮質があなたに教えてくれるのである。前頭前皮質の下部、もしくは腹側部の大部分は眼窩皮質〈前出〉と前頭前皮質腹内側部によって構成されており、同じような諸機能を担っているが、とりわけこれらの機能は「熱い認知」、つまりは情動記憶、社会的、倫理的、道徳的にプログラム化された行動を可能にしたり、不可能にしたりすることに関与している。つまり、背側前頭前システムが機能高進している者では計画性と実行性に優れ、一方、腹側前頭前システムが機能高進している者では衝動的で不適切な対人的、社会的行動に対する抑制が優れている。同様に、これら〈二つの〉システムの機能低下ではこれら高水準の行動が理解できなくなるだけでなく、社会的に不適切な状況では、これらの行動を統制することができなくなる。

何を他人が考えているのか、何が適切な返答なのかといった冷たい（理性的）認知と、他者の感情や態度に共感する、つまり他人が体験しているように実際に「感じとる」熱い（情緒的）認知の双方が他人との結びつきには関係している。この熱いシステム、つまりは眼窩皮質に障害がある人は他人の考えを予測できないこともありうるが、しかし他者の感情を共有する点にもっとも大きな障害を有することになる。ある一つの矛盾が存在するのかもしれない。それは共感、つまりは人生早期に派生するもので他人の苦痛との基本的結びつきと、「こころの理論[2]」（theory of mind）、つまりは私たち自身のものとは異なる場合でも他者の思想や信念を洞察することを可能としてくれるより精緻な内側前頭前システムとの間の矛盾である。自閉症の人は共感ではなく、「こころの理論」を欠いている。サイコパシーの人

（2）もともと、霊長類研究者のデイヴィッド・プレマックとガイ・ウッドルフが論文「チンパンジーはこころの理論を持つか？」（〝Does the Chimpanzee Have a Theory of Mind〟）において、チンパンジーなどの霊長類が、同種の仲間や他の種の動物が感じ考えていることを推測しているかのような行動をとることに注目し、「こころの理論」という機能が働いているからではないかと指摘したことに端を発する（ただし、霊長類が真にこころの理論を持っているかについては議論が続いている）。この能力があるため、人は一般に他人にも心が宿っているとみなすことができ（他人への心の帰属）、他人にもこころのはたらきを理解し（心的状態の理解）、それに基づいて他人の行動を予測することができる（行動の予測）。

はこころの理論ではなく、共感が欠けている。共感（empathy）を欠いても同感（sympathy）はそれでも可能である。同感とは、感情記憶——他人にどのような苦痛なできごとが起こるか予測することを可能にする記憶が含まれる——を検索する能力とこの者を助けようとする意志である。

脳のこれらの回路は発育の異なった時期に成熟し、恐るべき二つの時期、思春期と青年後期、つまりは二十代と三十代半ばに重要な成熟がなされるのだが、一部の者では六十代——人生の多くの面で人間の洞察、認知、そして理解が頂点に達する平均年齢——になるまで統合が不完全なままである。

一方、ルービックキューブに喩えられる脳の中央のキューブは皮質の深部に潜んでいる皮質下構造から構成されていて、これには基底核、視床、脳幹が含まれている。基底核は、認知と情動がいかに相互に作用して、行動を促進したり、停止させたりするのかということを理解するためには重要な領域である。これは力動的バランスが働く、陰・陽の領野で、ドーパミンとエンドルフィンが近接するニューロンに互いに反対の効果を示したり、動機付け、衝動、快楽、嗜癖、感覚・運動活動やあらゆる魅惑的行動が活力を得る場である。

基底核を通過する神経結合の所謂ループが何百万もあって、これらは視床の諸構造体（視床、視床上部、視床下域そして視床下部）、脳幹、そして小脳回路のようなその他の皮質下の経路の中継基地と皮質からの指令情報とを統合する働きをしているものである。

これらのループの一部は閉ざされていて、脳の同じ領野を幾重にも直接結合しており、フィードバック・ループを形成している。一方残りのループは開放されていて、ここでの情報は隣接する脳に伝わり、知覚や感情、意識、注意、計画、そして意志というさまざまな属性（modalities）を統合する働きをしている。

各ループの中には並行したチャンネルがあって、その一つは運動活動を導くもので、「それをしなさい」チャンネルで、この相方のチャンネルは何かすることを阻害するもので、「それをしないように」というチャンネルである。これら二つのチャンネルが運動ニューロンに働いて、「それをしなさい」（興奮）と「それをしないように」（抑制）ということになり、あなたが動くかどうかを決定している。ドーパミンは「それをしなさい」チャンネルのスイッチを入れ、同時にこのループの「それをしないように」というスイッチを切るので、ドーパミンは重要な神経伝達物質であって、寝椅子の上に横になり、テレビで試合を観ようとしたり、ビールを取りに行こうとしたりする際に、スイッチを入れる働きをする。ドーパミン細胞が死滅していると寝椅子から立ち上がることができない。起き上がろうとする意志はあって（前頭前皮質）、その計画を持ち（運動前皮質）、起き上がり、歩き始める信号を送る（運動皮質）のだが、この運動を開始させるために、「それをしなさい」を活性化し、「それをしないように」を不活性化するドーパミンがないからである。

皮質と皮質下とを結合しているこれらの閉鎖的、そして開放的ループが幾百万もあって、これらのループを介して、もっとも単純と思われる行動においてさえも、脳の広い領野が介在している。このためにＰＥＴ画像やｆＭＲＩ画像、あるいは脳波の動きを見ている時にわかるように、ちょっと指を動かすだけで、皮質と皮質下の領野の双方の脳の多くの領野が活性化される理由となっている。

同僚のエイメンが送ってきた殺人者のスキャン画像を観ていた時、サイコパスたちに期待していたいくつかの所見があった。彼らは眼窩皮質――眼窩つまりは眼球ソケットの真上にある前頭前皮質部分で

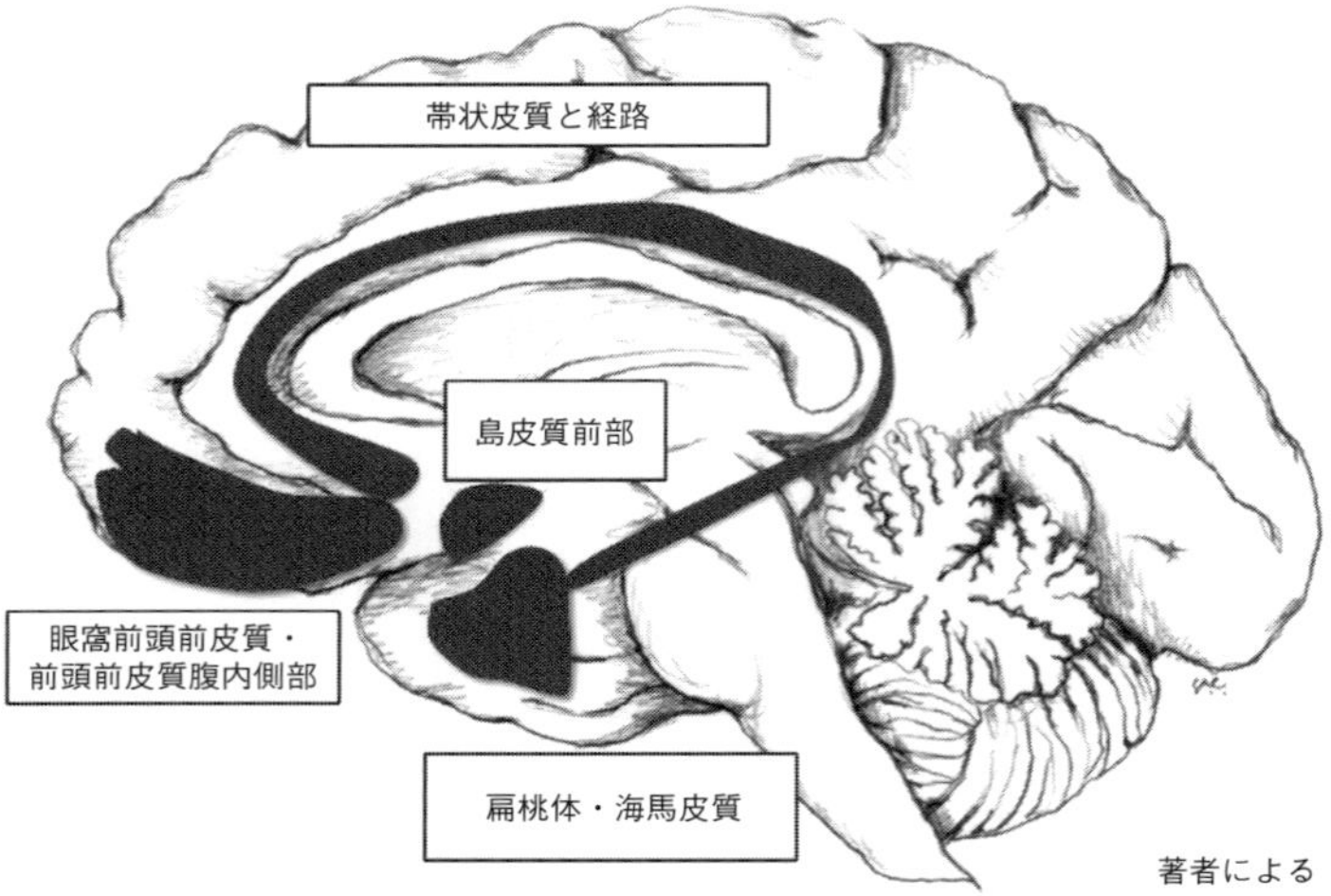

著者による

図 3C　サイコパスにおける脳の機能異常領域

あるが——及びその隣の前頭前皮質腹内側部の活動性が低下していた。これらは抑制、社会的行動、倫理や道徳に関与している。サイコパスはまた情動を処理し、冷静な行動を導く扁桃体を含む側頭葉前部にも損傷があるものと私は予想していた。サイコパシー性殺人者の別のスキャン画像でもこれらの神経障害を私は認めていたし、これらの所見は他の研究室のもっと公式な研究でも確認されていた。

そこでサイコパシー性殺人者に特徴的なスキャン画像を私は指摘した。人が彼らの暗号番号を探索していた時に、私がそれを見破ったのであった。神経解剖学者があるパターンを見つけると、驚喜する。蝶を研究していたとしても私は興奮したであろう。パターンが得られれば、私たちは歓喜の中にいる。こうしてこの時に私はサイコパシーにまぎれもなく関心を抱いた。

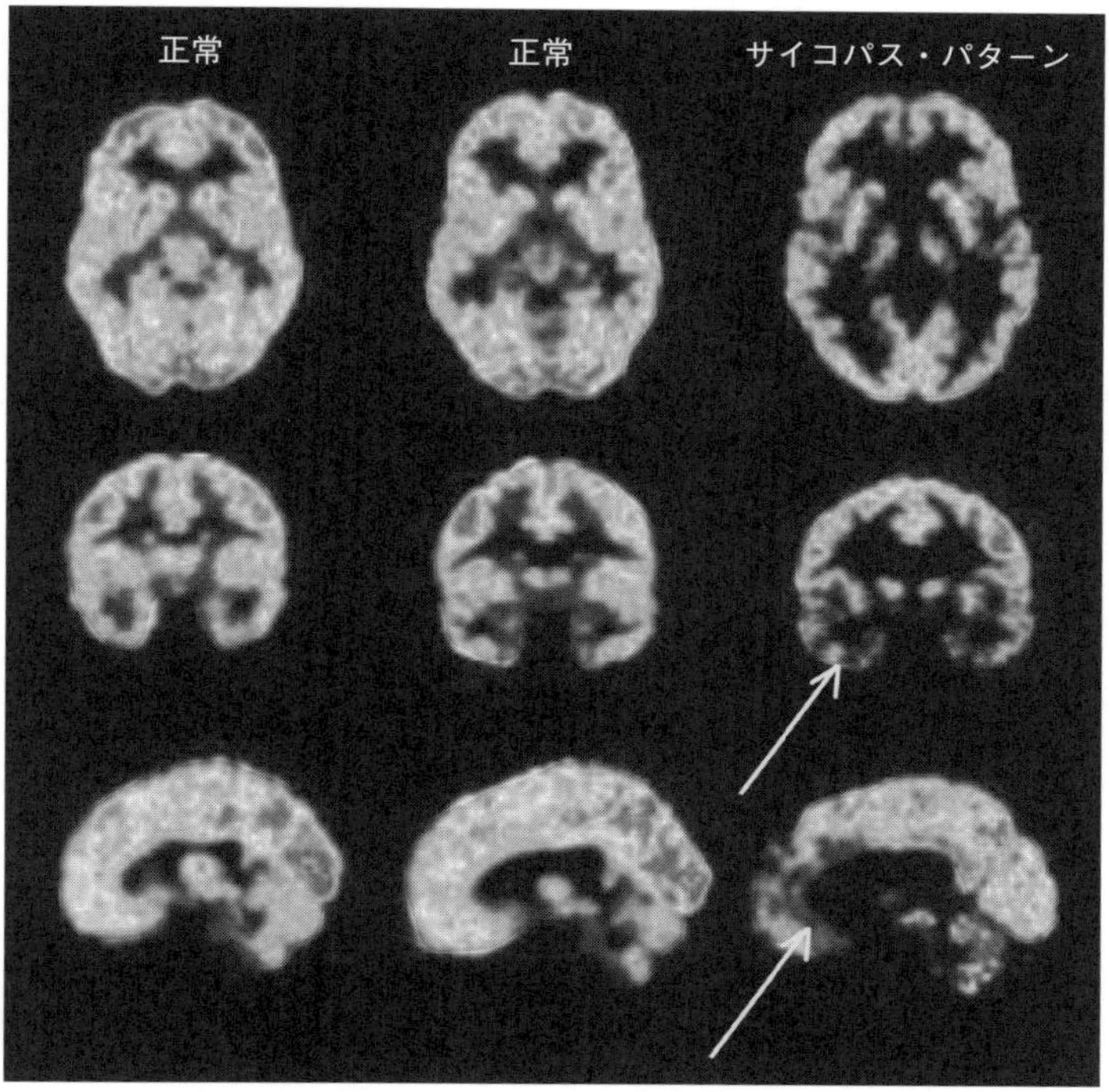

図 3D　正常な脳とサイコパスの脳の PET スキャン画像

これらのスキャン画像と幾年もかけて私が集めた他のサイコパシーと診断された者たちの画像とをまとめ、もっと複雑な一つのパターンに気づいた。サイコパスでは眼窩皮質から前頭前皮質腹内側部と前帯状皮質〈図6A（一三〇頁）を参照のこと〉と呼ばれる前頭前皮質の一部にまで拡がっている活動喪失を私は見いだした。この活動喪失は帯状皮質に沿って、薄い細布のように脳の後部に続き、それからこのループは側頭葉下部で側頭葉の先端と扁桃体にまで達している

活動を喪失しているこれら

の領野全体が大脳辺縁皮質とか、またはこれが情動を調整している主要な領野であるために情動皮質とか呼ばれている主要な集団を形成している。皮質機能を喪失しているこのループは完全な円を形成していて、眼窩、帯状、側頭の各皮質間——島皮質も含む——の帯状の「連結器」を構成し、サイコパシー性殺人者においてこの機能が損傷したり、低下していることを私は示した。サイコパスの脳のそれまでの研究でもっとも注目されていたのが眼窩皮質と前頭前皮質腹内側部であり、扁桃体であった。不安や共感に関連する他の領野を明らかにしながら、この図を補完し、サイコパスが時々いかにそれほど冷静かつ落ち着いていられるのかを説明しようとした。単純明快で美しいこのパターンこそが卑劣で、他人を犠牲にする人間の行動を理解するための銀色に輝く聖杯であり、私はおそらくはこれを発見したのだと思い、このことが私を高揚させた。

前頭葉とりわけ前頭前皮質の下部（腹側部）と内側（中央線に沿った）部の機能がサイコパシーに一般的に見られる特性の一部をいかにして出現させているのかという問題を私は抱いていた。サイコパスは熱い認知のために通常使用される〈前頭前皮質〉腹側システムの機能に乏しいが、しかし〈前頭前皮質〉背側システムは正常なり正常以上であるので、良心の呵責や共感をともなわずに、冷静な計画と他者を犠牲にする行動の実行はぴったりと周波数が合わされ、迷いがなく、他人を操る恐ろしいものとなる。というのもサイコパスの背側システムは良好に作動しているので、彼らは、自分たちが他人を配慮しているのかといかにして思われるのかを学ぶことができ、こうして彼らのより危険なものとしている。

精神病理学に関係する他の脳領野は側頭葉内側前部にある扁桃体と、隠れていて外部からは見えない島であり、これらは眼窩皮質と側頭葉前部とを結合しており、さらには帯状皮質と海馬傍皮質があり、これらは前頭前皮質と扁桃体とを結合し、ループを形成している。サイコパスの脳のこれらの領野は二〇一一と二〇一二年に「ニューメキシコ大学こころの研究所」のケント・キール（Kent Kiehl）研究グループによるＭＲＩの完全かつ優秀な一連の研究によって後に明らかにされた。

以前に触れたように、これらのすべてが一塊となって辺縁皮質、ないし皮質群、つまりは情動の処理と精緻化と関連している皮質を形成している。これらの領野はサイコパスの脳を理解する重要な鍵である。というのもこれら領野は眼窩皮質や前頭前皮質腹内側部同様に発達不良であったり、早期に損傷を受けている。この所見は私には驚きではない。というのもこれらの脳領野全体が抑制欠如、性機能高進、道理上の問題に関係する症候群と関連を有しているからである。驚くべきことには、サイコパスすべてがこれらの脳領野の活動性低下を示しているのに、他のタイプの犯罪者、たとえば衝動的殺人者ではそのパターンは異なっており、これらの領野の一つが機能低下を示しているものの、これら領野すべてがそうであるわけではなかった。

たとえば、衝動的人間は眼窩皮質の機能不良が存在し、性欲昂進者や易怒的人間には扁桃体の機能異常が存在することが多い。海馬傍皮質や扁桃体に損傷を受けた人間は感情記憶や性欲動、社会的行動に欠点が認められ、帯状皮質の機能低下を示す者は気分の調節と行動抑制に難点が生じうる。これらの辺縁皮質、前頭前皮質、側頭皮質複合体全体の機能低下パターンは――この原因が出生前の発達、周産期の母胎側のストレス、物質乱用や胎児への直接的ストレス、いくつかのハイリスク遺伝子の稀ではあるが重篤な重積であろうとも――サイコパスの脳にのみ出現していた。

前頭前葉と側頭葉の機能低下の組み合わせということを報告していたものは皆無であったことに私は

注目し、その当時私はこの領域の専門家ではなかったが、プロばかりの聴衆に私の理論を試してみた。それは新しい領分で、だれも確固たる専門知識をもってはいなかった。しかし神経解剖学的基盤が私にはあったおかげで、健常な脳や異常な脳におけるそれまで未知の脳回路を図示し、説明することに私は慣れていた。二〇〇五年に私はこの問題について、米国、欧州やイスラエルのいくつかの大学の医学研究所や「全米科学財団数理学的生命科学研究所」で講演を開始した。モリッツ法科大学でも講演を行ったが、講演後大学は暴力的サイコパスについて私の最初の論文を書いてみたらどうか、と勧めてくれた。この論文こそ私自身の脳スキャン画像に遭遇した時に取りかかっていたものであった。これらの危険な連中を動かし、最悪の暴力へと暴発させるものは何か、ということについて私自身の考えを整理しておきたいと思っていた。

二〇〇五年にアルツハイマー病についての研究を私は多方面に展開しているところだった。ある一つの研究において、比較研究のために健常な被験者を数多く分析しなければならなかった。さらに規模を広げて、家族全体を眺めてみようと考えた。そこで私は実母、叔母、私の兄弟三人にダイアン、私自身、そして私たち夫婦の三人の子どもたちの脳のスキャン検査を実施した。幸いにも全員が良好であった。少なくともアルツハイマー病に関してはそうであった。

本書冒頭で触れた出来事が起きたのはこの時であった。私の家族のスキャン画像を見ながら、サイコパシー性殺人者のものが紛れ込んでしまったと思ったものを私は見つけた。それが私自身のものであるとわかったのだ。〈前頭前皮質の〉眼窩、腹側、そして側頭皮質とこれらを連結している組織に彼らに特徴的な不活動が示されている画像が私のものであった。

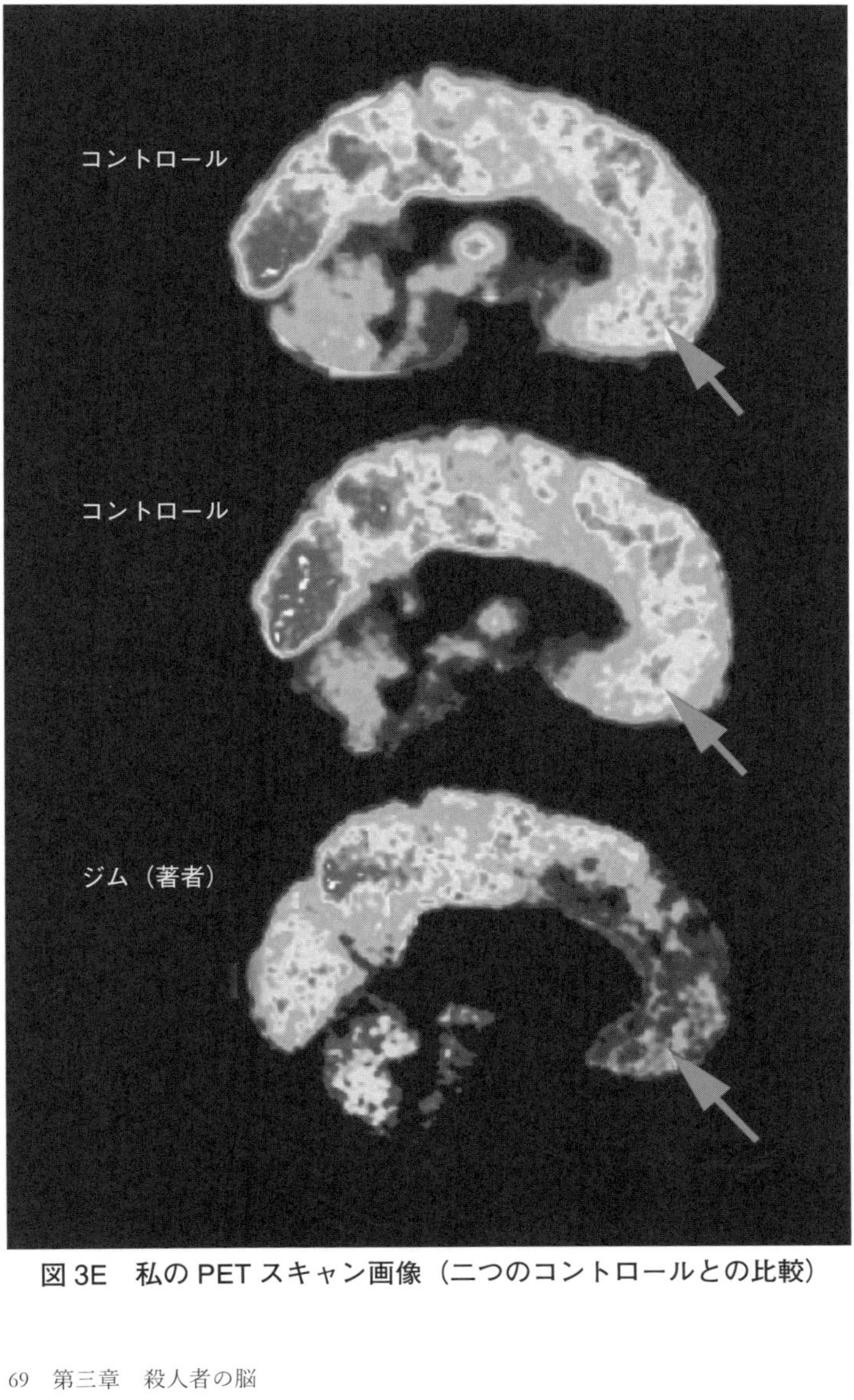

図 3E　私の PET スキャン画像（二つのコントロールとの比較）

私の最初の反応は、「まさか、そんなはずは！」であった。その画像に私は驚愕し、次に笑いが吹き出し、そして、「私をからかっているのか」という言葉が出た。もしあなたが殺人者たちの脳を何年も観察することを依頼され、そしてある一つのパターンをそれらに見つけ出し、自分も同じパターンを有していることがわかった時、それは滑稽という他ない。もし一時的にせよ私が自分は実際にサイコパスであると考えたなら、私の反応はもっと冷静であったかもしれない。しかし私は自分がそうだとは考えなかった。

この私の否定の一つの理由は、脳と行動への私の研究にもかかわらず、サイコパスは私の研究室の重点的テーマでなかったために、サイコパスとは何かということの私の理解がごく僅かでしかなかったことであった。私の心にあったのは、サイコパスたちとは非常に暴力的で、不安定な人たちで共感性に欠け、他人を操作することを楽しんでいるといったものであった。人が私を愛しようが、憎んでいようが、それでも私は犯罪者ではなかった。私の脳は自分が研究してきた殺人者たちのものと多くの点で類似している。しかし私は人殺しではなかったし、無情にも他人に危害を加えたこともなかった。暴行したいとか、他人に危害を加えようとか空想したこともなかった。私は成功した幸福な既婚者で、三人の父親である。つまり、かなり正常な男であった。

私の同僚の大半は三年以上も私のスキャン画像の存在に気づかなかったが、しかしサイコパシーに関するいくつかの私の講演の中で、このことに私は触れていた。聞いた人々の反応は、「それはかなりなことだが、でもそのことがどうだというのですか？」ということであった。彼らはこの事態の意味することが飲み込めなかった。私は、自分が研究してきた人々のようなサイコパシー性殺人者などではないことは明白であったので、誰もこのことを深刻には受け止めなかった。

私は自分の家族にこのスキャン画像について話したが、家族は科学者ではなく、「なんて面白いでしょう」というだけであった。ダイアンが私に語ったことには、「あなたのことはこれまでの人生で知らないことがなかったし、私を叩くようなこともなかったわ。そのスキャン画像は興味深いけど、『論より証拠』というじゃないの。確かにあなたには羽目を外した逸話が多いけど、でもサイコパスということではないわ。それが何よりの証拠よ」。私は彼女の言葉に得心した。

第四章　血のつながり

自分がサイコパスではないか、などと心配はしなかったが、自分のスキャン画像がサイコパシー性殺人者の脳スキャン画像パターンと完全に一致しているという発見は私が思案する契機になった。サイコパスを形成するものは何かということをいままで以上によりよく理解することが可能となるような奥深い何かを私が発見したことを私は確信していたが、私の脳パターンと私の行動との間に分断があることは、サイコパシー性脳についての私の理論が誤りであるのか、それとも少なくとも不完全であるということを意味していた。

二〇〇五年十二月、自分の異常な脳スキャン画像に気づいた二カ月後のある日曜日、妻ダイアンと私は自宅裏庭で家族のためにバーベキューパーティを開いた。いろんな肉や野菜を焼いていたときに、母のジェニーが私を彼女の脇に引き寄せて、こう囁いた。「国中を回って、殺人者の脳について講演しているんですって」。自分の脳が殺人者に酷似していると話したいくつかの講演を彼女は知っていた。「お前が考えてみなければならないことがあるのよ」。彼女の言葉に私は吸い寄せられた。「お前のいとこのデイブが話してくれた最近出された本の中で、歴史的なことが書かれているのだけれども、それがなんと私たちの家系についてなの。ええ、お前のお父さんの家系のことなんだけど」。いとこのデビッド・ボーハーは飾り気のない、知的な、機転がきく新聞編集者で、熱心な家系調査マニアでもあり、この本に彼は調査中に出会った。彼と私は幾年も家族歴について語りあってきていて、この本についても彼は話してくれていたが、その内容について特別なことは何も彼は私には言ってはいなかった。私は数カ月前にその本を注文していたが、わざわざ読む気にはならなかった。

「その本のことは知っているよ。でも母さん、それを読む時間がなかったんだよ」

「どうしてないの?」

「お願いだから、母さん、それ以上聞かないで。夕食を終えたら読んでみるからさ」

私は母にその場しのぎの強制退去をさせているだけで、敵を寄せ付けないでいられるのはほんの一時にすぎないことは承知していた。彼女がまだ十代の頃に、アルバート・アインシュタインの妻のエルサをポキプシー市の通りで見かけた時に、それまで難攻不落であったエルサの防衛戦を突破し、彼女から好意を勝ち取り、彼女の夫のサインを入手したほどであった。それから六〇年後ロサンジェルス美術館の外の人混みの中で、私は母親を見失い、後を追いかけ、ようやく一五分後にロックン音楽のラジオディスクジョッキーのリック・ディース(Rick Dees)と一緒に母が美術館を出てくるところを見つけた。彼女の考えでは、現在の音楽は只うるさいだけで、歌詞も優雅でないので、そのことを彼に訴えたかったということであった。またわが家の友人ジョージ・カーリン(1)に彼が演技で卑猥な言葉を使うことについて幾度も説教をしている姿を目撃した。要するに彼はそのような下品な俗語の言葉遊びになど頼らないでも、十分に喜劇的であるということを言いたかったのだと母のジェニーが語ってくれた。この小柄なシチリア人女性は八十九歳でもまだ舌鋒鋭いイタリア王女風で、彼女が勧める本に息子が無関心であるくらいで、容易に引き下がろうとはしない人であった。しかしご馳走こそ第一、という昔ながらのきまりにはさからえず、彼女はできあがった料理を目にして、沈黙に入った。

夕食が終了して三〇分後に私はしばしの憩いを求めて自分の書斎に静かに移動し、椅子に座りながら二杯のエスプレッソとアニゼット酒グラス一杯をいつもの一三粒のコーヒー豆入りのブラックで楽しんだ。コーヒー豆を囓りながら、コーヒーとリキュールのブレンドをチビリチビリ飲み、例の本のページをめくった。それはエレイン・フォーマン・クレーン（Elaine Forman Crane）の手になる本で、『奇妙な殺人――レベッカ・コーネルの死をめぐって』（Killed Strangely：The Death of Rebecca Cornel）〈二〇〇二年八月発売、コーネル大学出版局〉というタイトルがつけられていた。それが物語っていたのは、一六七三年、七十三歳のレベッカ・コーネルが彼女の四十六歳になる息子トーマスによって殺害されたことであった。これは米国が植民地であった時代の最初の母親殺しの事件の一つであった（コーネルの家系図は米国歴史マニアには幾分興味あるもので、レベッカは、コーネル大学[2]の創設者で、その名前の

（1）George Carlin：一九三七年五月十二日～二〇〇八年六月二十二日）は、アメリカ合衆国のコメディアン。放送禁止用語を多用して、アメリカ合衆国の政治や社会を痛烈に批判する笑いで人気を博した。

（2）コーネル大学は、一八六五年に、米国の電信事業における先駆者でありニューヨーク州上院議員であったエズラ・コーネルと、同じく州上院議員でミシガン大学の元教授であったアンドリュー・ディクソン・ホワイトによって設立憲章が起草され、一八六八年十月七日、三年あまりの準備期間の後、ニューヨーク州イサカに開設された。アイビー・リーグの一校であり、全米屈指の名門大学として不動の地位を確立している。とくに機械工学、生命科学、物理学、建築学、コンピュータ工学、経営学、医学、農学分野は著名である。世界における大学ランキングでは、二〇一〇年度のWebometrics Ranking of World Universities で四位にランクされるなど、研究・教育の両面において世界最高水準にある。

由来となったエルザ・コーネルの祖先である。

レベッカはロードアイランド州ナラガンセット湾に沿った一〇〇エーカー〈約一二万坪あまり〉の屋敷にトーマスと彼の家族と共に暮らしていた。ある日の夜〈一六七三年冬〉、夕食後に彼女は寝室の暖炉の側で見分けがつかないほど焼け焦げ、くすぶっている死体で発見された。最初はこの死亡は「不幸な事故」として公的に処理されていたが、まもなくレベッカの男子同胞に忌まわしい凶行を暗示する幽霊までもが現れるようになった。トーマスは経済的に母に依存していて、二人の仲は必ずしもうまくいってはおらず、時には母を虐待することがあった。レベッカの遺体はより詳しい検死のために掘り起こされ、腹部に怪しい傷が見つかったが、これは刺し傷による可能性が強かった。貧弱な証拠しかなかったが、トーマスは有罪となり、絞首刑に処せられた。

私の母はなにも娯楽指向にかたよった好みのみからレベッカの話に興味を抱いたというわけではなかった。デビッドによれば、レベッカ・コーネルは父方祖母の九代前の祖先であった。さらに判明したことには、トーマスはコーネル一門のたった一人だけの殺人者というのではなかった。その本が指摘していたようにレベッカは一八九二年に実父と継母とを斧で殺害したとみなされているリジー・ボーデンの直系祖先であった。私達のいとこのデビッドによれば、それがボーデン家というものであった。この本では一六七三〜一八九二年までしか扱っていないが、父方家系には他に五指に余る殺人者ないし殺人の嫌疑者がいた可能性があって、彼らのいずれもが近親者を殺害したかどで有罪となったり、告発された者ばかりであった。レベッカの子孫のアルヴィン・コーネルは一八四三年に彼の妻ハンナを殺害したが、鉄製のシャベルの把手でまず彼女を殴り、カミソリでその喉を切り裂いた。つらつら考えてみたが、コーネル一門の自分の家族を殺害する傾向というものは市民的公徳心において運命的に呪われていたのだが、幸いにも、最終的にとも言えると思うが、この血の呪いの残痕は十九世紀末には消え去ったように見え、私も父方のいくつかの世代も一門のこの暗い側面からは遠ざけられてきた。

デビッドともう一人の私たちのいとこのアーノルド・ファロンは私たちの家系図に大変な精力を注ぎ、専門的知識を傾けて調査してきた。彼らの疲れを知らない家系調査の努力にはニューイングランド、ニューヨーク、カンサスそしてカリフォルニアなどに散らばっている墓地への訪問が含まれ、家系のとっておきのおもしろいエピソードを新しく発見しつづけている。二〇一一年と二〇一二年には祖先の二つの別の父方家系を彼らは発見し、そこではさらなる惨劇が曝露された。その中の一つの家系では殺人の嫌疑がかけられたり有罪となった者がおり(この家系ではぜんぶで七人いて、その中の二人は女性であった)、祖先のもう一つの家系では他の女性と駆け落ちしたり、まったくその理由が不明であるかして、妻子を捨て去る傾向をもっている。これらの二つの血統とコーネル一門とにおける私たちの祖先たちは薄情であったり、まぎれもなく殺人を犯しているが、それは近親者のみで、赤の他人に対してでは決してない。

さらに過去に遡ると、私の遠い祖先であるジョン欠地(Lackland)王[3](一一六七〜一二一六)は英国専制君主の中でももっとも残虐で忌み嫌われた王として知られているが、それでも彼は現在までで反王

(3) プランタジネット朝第三代イングランド王(在位一一九九年〜一二一六年)。イングランド王ヘンリー二世とアリエノール・ダキテーヌの末子。ヘンリー二世が幼年のジョンに領土を与えなかったことから、欠地王と呼ばれる。また、領地を大幅に失ったため失地王とも呼ばれることがある。

権的な文書としてもっとも重要なものの一つ、マグナ・カルタに署名したのである。ジョン王はまったく嫌な奴で、良心に欠けていたと言われ（ある親しい友人が似たようなことを私について一度言ったことがあった）、不誠実で、「悪戯好き」であった（私も叔父のボブに同じようなことを言われた）。この王は極めて精力的で——躁病者でなければ、軽躁病者であろう——、そして彼はかなり疑い深く、不安定で、残虐で、無慈悲であった。彼とほぼ同時代人の一人が語ったことには、「ジョンは暴君であった。彼はたちのよくない支配者で、その振る舞いは王らしくなかった。貪欲で国民から搾り取れるだけ搾り取った。彼のように恐ろしい人間にとっては地獄でさえもったいないほどである」。しかし思いやりがあったと言ってもよいようなことも彼について語り継がれてきた。『ジョン王——彼はイングランドの悪王か？——』（King John : Engaland's Evil King?）の中で歴史家のラルフ・ターナーが述べているように、「ジョンは大きな成功をおさめるだけの能力があった。彼には知性が有り、行政的手腕に長けていたし、軍事的作戦を計画することが得意であった。しかし人格的欠陥が多すぎて彼の良さを押しつぶしてしまった」。

ジョンの父、ヘンリーⅡ世（イングランド王：在位一一五四～一一八九年）もまた激しい怒りに身を任せていた点でジョンと似ていた。この二人は時として怒りのあまり口から泡を飛ばしていた。ヘンリーは自分の息子に殺害された。

ヘンリーⅢ世(4)とエドワードⅠ世(5)もジョン王同様に多少なりとも攻撃的で、衝動的で狭量で、彼ら四人全員がユダヤ人に対し残虐であった。ヘンリーⅢ世は公衆で辱めるためにユダヤ人にバッジをつけさせていたし、エドワードⅠ世は一二九〇年にユダヤ人を英国から追放したが、その前にユダヤ人三〇〇人を処刑していた。エドワードは一対一の場面で人に恐れられていた。彼は巨大で、腕力があり、攻撃的であった。彼は一二六四年の「ルイース〈戦闘〉の歌」(6)（The Song of Lewes）で豹に喩えられていた（侮蔑的な形でだが）。歴史家ミッシェル・プレストウィッチが記載しているように、聖ポール寺院の主任司祭が税制をめぐってエドワードと対立した末に、王の足下で（どういうわけか）死亡した。確定的なことが書かれていることを見たことはないが、おそらく司祭は〈王の手によって〉扼殺されたのであろう。

二〇〇四年に私は妻と一緒にわが「家系」の城（ケルフィリー城）をウエールズに訪ねた。これはギルバート・デカレア大公（一二四三～一二九五：グロスター伯爵）がねぐらにしていた城である。彼はカンタベリーにおいてユダヤ人を虐殺した（一二六四）。この同じ家系の別の悪人はジョン・フィッツァランである。彼がある戦闘において尼僧院で休憩を取った時、彼の部下たちは（彼もか？）院内の女性全員を強姦し、次にブルターニュ地方一帯を荒らし回った。この直後、彼の船が海岸を離れようとした時、嵐に襲われ、彼の部下の一部が恐怖におののいたため、彼はこれら部下たちを殺害した。これはほ

（4）ジョン王と王妃イザベラ・オブ・アングレームの子：在位一二一六～一二七二年。

（5）プランタジネット朝第五代イングランド王：在位一二七七～一三〇七年。ヘンリーⅢ世の長男。渾名は「ロングシャンクス」"Longshanks"（「長い足」、「長脛王」、背は一九〇センチあった）と「ハンマー・オブ・ザ・スコッツ」（"Hammer of the Scots"：「スコットランド人への鉄槌」）であった。エドワードⅠ世は隣国との争いに明け暮れる生涯を送ったが、結婚生活は平和だった。意思の強固な野心家であり、武勇に優れ、政策に妙をきわめ、計略と搾取が巧みであった。賢王と賛えられ、イングランド史上屈指の名君とされている。またトランプのキングのモデルとも言われている。

（6）第二次バロン戦争（一二六四～一二六七）と呼ばれる英国内戦の主戦場となったのが英国中部の町ルイースであった。

んの一例にすぎないが、私は、尊敬すべき一族の出ではないというには十分であろう。

このような事態の展開を母が楽しんでいたことは承知していた。母の名ジェニーのシチリア人としての名前を完全に記載すると、ジョヴァニーナ・ジョゼピーナ・サルヴェトリーカ・シルヴィア・スコーマ（Giovannina Giuseppina Salvetrica Sylvia Scoma）であるが、彼女は、多くの他の移民たちと同じく米国で身を立てようとして渡航し、人生においていかがわしい活動に従事してきたシチリア系移民たちの娘である。私の〈母方〉祖父のトーマスは種々のまともな職業に就き、母とその同胞たちが生育した。彼の仕事は法廷通訳、理髪屋、ボウリング場のピン係、音楽家であった。しかし母が生まれたブルックリンから一家がポキプシー市に転居してからは、毎週彼はブルックリンの通し番号を扱うようになった。つまり認可されていない籤《くじ》の販売を画策し、さらには闇の品物を売りさばき、自分のレストラン店を開業しようとした。この時代は禁酒法の時代で、母とその弟、三人の姉妹はビールを密売し、父の店経営という野望実現を助けていた。私の父とその家族は――彼ら自身のルーツも芳しいものではないとは疑いもしなかったので――彼女の過去をからかうのを楽しんでいた。そのため、私の父方の血に飢えた祖先たちについて彼女が私に語ったときに、母の目に悪戯っぽい輝きが現れるのに気づいても、私は驚かなかった。

私の脳スキャン画像や、祖先について書かれたこの本との出会い――そしてその後の家族歴の残りのエピソード――によって私はそれほど困惑しなかった。私にとってそれは自慢してもよいような発見であって、自分の家系には貴族よりも馬泥棒の血が流れているのを発見するようなわくわくするようなものであった。

血統は遺伝ではないということも私は承知していたし、各世代ごとに混合されて遺伝子の影響は次第に希釈され、幾世紀もの長い間に混交した血脈が一人の個人の行動や悪行を何故、そしていかにして決定するのかということを主張することは困難である。しかし私たちの家系では、殺人者の二つの血統と妻を捨て去る者の一つの血統とが少なくとも存在していることを知っている。あまり学問的ではないが、遺伝的問題で疑問になるのが、いくつかの特徴が軽い傾向として現在までの多くの世代を通じて浸透する可能性はないのか、ということである。話が錯綜するが、第二次世界大戦で闘った私の父、私の祖父ハリー・コーネル・ファロンと二人の叔父は「良心的兵役拒否」の信条を持っていたが、硫黄島、ニューギニア、ニューカレドニアの戦闘では衛生兵であった。とはいえ、指摘しなければならないことは、私の祖父は口論好きであった。また私の世代では兄弟たちや従兄弟たちの中で少なくとも五人は攻撃的で恐れを知らないボクサーであり、ストリートファイターである。彼らは実際に喧嘩好きで、単独で一度に何人もの人間を相手にしようとさえする。連中は恐れ知らずで、攻撃的である。しかし彼らはパーティが大好きの愉快な奴らで、頭も切れるのである。

私の家系史は、自分の遺伝子について学び始めた時に、新しい段階に入った。アルツハイマー病の脳スキャン研究の一部として、遺伝子分析のために私の研究室ではそのサンプル用の採血をしていた。自分の脳スキャン画像を見てすぐに、攻撃性と関連する特徴を見いだすためにこれらのサンプルを検討するべきであると決意した。

遺伝子はどのようにして行動に影響しているのか？　この問題に答えるには、遺伝学についていくつか基本的事柄をまず理解することが肝要である。

人間のゲノムには約二万個の遺伝子がある。遺伝子は四六個（二三個で一対）の染色体上にあって、身体の大半の細胞の核内で対になっている片方の染色体は母親からの、もう片方は父親からのものである。全部で四六個の染色体を含まない唯一の細胞は精巣や卵巣にある生殖細胞で、これらの細胞は各々二三個という体細胞の半分の数の染色体を有している。全部で四六個の染色体を有している細胞は一対の染色体を持っているので二倍体細胞と呼ばれ、一方生殖細胞は半数体細胞と呼ばれている。

染色体はＤＮＡによって構成されており、細胞設計の基本的青写真を担っている。ＤＮＡは塩基と呼ばれる四つの異なる化学物質の配列によってコード化されている。塩基はＴ（チミン）がＡ（アデニン）と結合し、Ｇ（グアニン）はＣ（サイトシン）と結合し、対になって存在している。四六の染色体（倍数体）ゲノムは六〇億以上の塩基の対を含んでいる。対の塩基配列は遺伝子と呼ばれ、遺伝情報を伝達し、この情報に基づきタンパクの様な物質を遺伝子が産生する。塩基対の一つに、たとえば紫外線、ウィルス、タバコの煙などによる損傷による突然変異によって変化が起きると、タンパク質が異質化され、通常は欠陥が生じる。

これらの突然変異の一部は致命的なものではなく、細胞や個体群によって保持される。これらは一塩基多型（single nucleotide polymorphisms）、ＳＮＰｓと呼ばれている[7]。もしこの変化の発生率がヒト母集団の一パーセント未満であると、突然変異と呼ばれ、これが一パーセント以上の場合には通常ＳＮＰと呼ばれている。ヒトには約二億のＳＮＰｓがあって、縮毛から肥満、薬物嗜癖にいたるまでの人々の外観や行動における数多くの違いを説明してくれている。一九九〇年代以降に特徴や疾患の遺伝的「原因」探索によって重点が置かれてきたのはこれらＳＮＰｓであった。

遺伝子コードへの別の重要な変化には、遺伝子産物を産生する能力を調節する遺伝子部分であるプロモーター（促進領域）とインヒビター（阻害領域）と呼ばれているところに起こるものがある。これらの遺伝子産生物の中には神経伝達物質の働きを調整するものもある。脳内セロトニンやドーパミンのような神経伝達物質の供給を制御しているので、遺伝子のプロモーターとインヒビターはちょうど自動車のアクセルとブレーキのようなものである。セロトニンはサイコパシーと同時にうつ病、双極性障害、睡眠、摂食障害、統合失調症、幻覚やパニック発作に関係し、この分解酵素はＭＡＯ〈モノアミン酸化酵素〉[8]-Ａである。この酵素を産生する遺伝子ＭＡＯＡ（ハイフンを抜いている）プロモーターには、短形（a short form）ないし長形（a long form）とがある。ＭＡＯＡ遺伝子短形型は攻撃的行動と関係し、このため「戦士の遺伝子」と呼ばれている。

多くの疾患で、その原因に関係しているＳＮＰｓはおそらく二〇～五〇あるいはそれ以上あるだろう。戦士の遺伝子は攻撃性、暴力、復讐の「原因」であるという主張は遺伝学者の顰蹙を買っている。というのも特別に暴力的な人たちの「戦士の遺伝子」は、おそらく数多く存在しているからである。もっと

（７）ある生物種集団のゲノム塩基配列中に一塩基が変異した多様性。
（８）モノアミン酸化酵素はモノアミン神経伝達物質の酸化を促進させる酵素群の総称である。モノアミン酸化酵素は、生体のほとんどの細胞においてミトコンドリア外膜に閉じ込められた状態で存在する。人間においては、ＭＡＯ-ＡとＭＡＯ-Ｂの二種類のモノアミン酸化酵素が存在する。双方とも神経系やアストログリア（星状膠細胞）において存在し、ＭＡＯ-Ａは肝臓や胃腸、胎盤にも存在する。中枢神経系の他では、ＭＡＯ-Ｂは主に血液血小板に存在する。また、ＭＡＯ-Ａは主にノルアドレナリンとセロトニンのバランスを調整し、ＭＡＯ-Ｂはドーパミンの調整をつかさどる。

も単純な疾患（遺伝学のゴッドファーザーであるグレゴール・メンデルにちなんでメンデル型疾患と呼ばれている）でさえも――たとえば嚢胞性線維症がそうだが、肺や腸、腺の水のバランスを調整している細胞膜の塩素・チャンネルの遺伝暗号を指定している遺伝子のただ一つだけの突然変異によって引き起こされる――はこのメンデル型疾患をもった五〇人の異なった個体において五〇のさまざまな疾患として出現しうるのである。嚢胞性線維症では、塩素・チャンネルの突然変異だけで異なった細胞や器官構成に影響をあたえている。遺伝子－遺伝子相互作用、より正確には遺伝子産物－遺伝子産物相互作用はエピスタシス（epistasis：異なる遺伝子座間の相互作用が一つの形質に影響することである。一つの遺伝子座の遺伝子型が、別の遺伝子座の遺伝子型の表現型に影響するあらゆる種類の相互作用について意味している）。と呼ばれ、この作用は精神障害を含むすべての疾患の原因、症状、治癒を決定する際に考慮にいれなければならないものである。

神経伝達物質ドーパミンは、いくつかの精神障害に関係している。ドーパミン伝達を増加させる薬物はうつ症状を軽減することが可能で、それを低下させる薬物は統合失調症を軽減することが可能である。前頭前皮質によって「考え出される」行動を発動させる起動力は、中脳でもっとも多く産生されるドーパミンの強力な統制下にある。ドーパミンが放出されると物事が起こる。ドーパミンは何が起こるのかを正確に決定することはないが、どの程度早く、そして強く物事が起こるのか、そしてそれがどの程度長いのかを決定しており、車のアクセルペダルのような役割を果たしている。

セロトニンやドーパミンのようなモノアミンが、各人にどの程度作用するのかということは当人の遺伝的構成と基盤にある〈神経〉回路の成熟度に依存している。とりわけ神経伝達物質の合成を統制する遺伝子にとってはそうである。しかし、はるかにより重要なのはこれらの物質を分解しそのシナプスでの活動を終止させるＭＡＯ－Ａのような酵素に依存していることである。またこれらモノアミンの何十種類もある受容体の合成および活性水準が重要である。同様に、神経伝達物質をシナプス外や細胞間隙外に撤退させ、それらの信号を停止させるシナプス膜タンパク質トランスポーターの効率を統制する遺伝子も重要である。これらのトランスポーターはたとえば創作ダンス演技や霊性への感受性のような脳のいくつかのかなり魅惑的な機能に関係している。前頭前皮質のグルタミン酸、ＧＡＢＡ（γ－アミノ酪酸）やコリン作動性システムさらにはモノアミン関連遺伝子のあらゆる対立的組み合わせに応じて、幾千種類もの「正常な」前頭前皮質が存在している。これらの幾千もの型の前頭前皮質は記憶、情動性、攻撃性、性欲動のようなかなり多彩な特性を種々の違った程度で有している。同様に、あらゆる遺伝的変動によって、統合失調症者やうつ病者になる仕方の数も実際に制限がない。ある前頭前障害は他のものより複雑であって、確かに統合失調症はもっとも複雑な障害の一つである。しかも関連する神経系と遺伝子の結びつきすべてを考慮すると、サイコパスになる道もまたおそらくは相当に数が多い。残念ながら、サイコパスの脳の生物学的基盤、とりわけ遺伝学についてはほとんど何も知られていない。

ヒトゲノムと関連する数は相当にあるが、これら二万の遺伝子、四六の染色体、六十億の塩基対で実行される情報が明らかになっているのは五パーセントにすぎない。残り九五パーセントは暗号がいまだ神秘的添え物のようになっている非コード（noncoding）核酸にあって、これらの核酸、ＤＮＡとＲＮＡの小片は細胞核内の遺伝的暗号によって何が最終的に産生されるのかということに深く影響していると現在では考えられている。それらは細胞の機能、組織や器官の細胞間の相互作用、器官間の相互作用、そしてサイコパスがその捕食者的な日常生活において何を夢見るのか、何を企み、何を他人にするのかに直接影響している。ある一つの方法で、遺伝情報が細胞核内で実際に設計される仕方を観察してみると、これは私たち全員が習ったのとはやり方はまったく異なっている。これでは四六個の染色体が細胞分裂の短い期間に堅くらせん状になり、古典的なX型を呈していた。分裂期の大半はDNAがらせん状から長い紐となるが、これはイタリアの結婚式スープの器の中にたくさん入ったパスタのようになっている。パスタの長い紐（DNAの紐）、ところどころにはミートボール（ヒストン――DNAが巻きこむ支持枠作用をしているタンパク質）がスープやスパイスやハーブ（転移因子［transposable elements］：〈ある種のウイルスなど、ゲノム中、ゲノム間を移動できるDNAの単位〉と他の非コードDNAとRNAの小片）の大きな海に浮かんでいる。

これらの非遺伝子構造は統合失調症やうつ病、嗜癖や癌、免疫疾患の多くの種類を含む障害の一部の根本的原因であると現在考えられている。これらの要因は私たちが進化する段階でウイルスや細菌のような他の有機体、あるいは食物からも取り入れられてきたように思われる。西暦二〇〇〇年以前には不要なDNAと一旦は考えられていたものが、その機能の多くが謎ではあるが、今や不要なものなどでは決してないことが知られている。この発見の当事者であるバーバラ・マクリントックはノーベル賞〈一九八三年生理学・医学賞〉を受賞し、この受賞対象となった研究は一九二〇年代から一九五〇年代にかけてミズーリ大学とロングアイランドのコールド・スプリング・ハーバー研究所〈ワシントン・カーネギー協会の遺伝子部門〉で行ったものであったが、「ジャンク（不要な）DNA」（junk DNA）の性質を彼女が発見しても幾十年も理解されないままであった。

これらの非コード遺伝子調整因子が存在する意義は、サイコパシーの基盤にあるコード遺伝子の組み合わせを私たちが明確にしたとしても、サイコパシーの真の遺伝的基盤を理解するには、考慮すべき非コード性の中核配列をもった遺伝子の組み合わせが百万以上も存在しているという点にある。しかし私たちが知っているのはその一部にすぎない。

二〇〇六年に戦士の遺伝子が攻撃性や暴力に対する証明された作用を有していることに私は気づいていたし、この対立遺伝子[9]がサイコパシー的特徴と関連する数多くの有力な遺伝子候補リストの中の一つとして確かにあった。しかしこのことは未だ証明されていなかったし、より多くの遺伝子がサイコパシー的特徴に強い作用を及ぼすことが想定されていたことは間違いではなかった。攻撃性に影響を及ぼすことが知られている遺伝子候補はいくつかあって、これらの大半はモノアミン神経伝達物質システムと関連したものであった。

モノアミン神経伝達物質ないし調節因子はしばしば呼ばれているように、脳のボリューム調整ボタンである。ニューロンはシナプスと呼ばれるニューロンとニューロンの間隙に神経伝達物質と呼ばれる小さな分子を放出することによって相互に「話しかけている」。信号を送るニューロンが一パケットの神経伝達物質を放出し、これが受け手側のニューロンの受容体に固定されて、このニューロンの働きを変化させる。それからこれらの神経伝達物質は分解されたり、信号を発したニューロン内部に戻される。

(9) ある一つの遺伝子座を占め得る複数の塩基配列のこと。ヒトをはじめ二倍体の生物は、それぞれの遺伝子座について父母それぞれから由来した二つの対立遺伝子を持つ。

二つのもっとも重要な神経伝達物質はグルタミン酸とＧＡＢＡである。グルタミン酸は興奮性の作用をもち、これが放出され、受容体に達するとこの二番目のニューロンを「発火」させ、このニューロンが次に自身の神経伝達物質をさらなるニューロンへと送っていく。ＧＡＢＡは主要な抑制性神経伝達物質で、ニューロンの発火阻止を命令する。これがないと脳はめちゃくちゃになってしまう。

グルタミン酸とＧＡＢＡは神経配線の働きの基盤を形成している。しかしこれらがそれぞれ単独で作用すれば、調子の狂った機械のようになってしまう。モノアミン、とりわけセロトニン、ドーパミンそしてノルエピネフリンはシナプスの信号伝達を調節し、この機構がより円滑に働く手助けをしている。これらは統合失調症からうつ病、双極性障害に至る精神障害においてもっとも重要な神経伝達物質である。たとえば、もっともポピュラーな抗うつ剤であるプロザックやゾロフトはＳＳＲＩｓ、つまり選択的セロトニン再取り込み阻害剤である。これらは信号を送るニューロンへセロトニンを戻す再取り込みを阻止し、セロトニンの作用を継続させるものである。これよりポピュラーでない抗うつ剤はＭＡＯＩｓ、モノアミン酸化阻害剤で、酵素ＭＡＯ-ＡとＭＡＯ-Ｂの働きを阻害する。これらの酵素はモノアミンを分解するもので、このためこれら酵素を阻害することはセロトニン伝達の増強をもたらす。

通俗的書物では誤解があって、そこでは「セロトニンシステムが低下している」なら、セロトニンをもっと多く、あるいは脳内セロトニンを直接増強させるサプリメント剤や食物を摂取すればよいと言われる。しかし脳システムはこのようなこと以上にフィードバック調節がより精妙に働いているものなのだ。これら多くの配役陣を調節する遺伝子のすべてが細胞内システムや細胞の組織化、神経回路やこれらを超えたさまざまな水準において相互に作用を及ぼしている。遺伝説やエピゲノム説（epigenetics）が錯綜しているとはいえ、行動における主導者とは環境ではなく、遺伝の力であることを私たちが心に止める必要のある所見が徐々に増えてきている。

前述したように、戦士の遺伝子はＭＡＯ‐Ａ産生に関係する遺伝子の一つの型で、これはこの酵素の産生を低下させるものである。このモノアミン分解酵素の低下はセロトニンを含むモノアミンの過剰をもたらす。これは良いことのように思われるが、しかし脳は複雑な一つのシステムであり、過大な期待をしてはいけない。

胎児の脳発達の過程で、セロトニンは発達する神経伝達物質システムの中でもっとも早期に出現するものの一つであるので、早くから放出されている。このため、もし胎児がＭＡＯＡプロモーターの活動低下のハイリスクを遺伝的に受け継いでいると、酵素ＭＡＯ‐Ａの産生が低くなり、セロトニンのようなモノアミンの分解が低下し、この胎児の脳はこの神経伝達物質が正常な量を超えてあふれることになろう。神経伝達物質やホルモンの過剰に対する脳を含む身体の反応はこの化学物質の作用を軽減させようとする。こうしてこの神経伝達物質やホルモンに対する受容体数が減少し、この洪水の影響を受けている脳の大きさや細胞構造やこの結合にも変化が生じる。胎生期発達から離脱したこれらの脳領野は出生後も、成人してからもかなり発達しないままにである。こうしてセロトニンが放出されても、このようにして変化してしまった脳領野は通常のように反応しようとしない。

要するに大量のセロトニンが放出されても――たとえば怒りを誘発するような出来事――、脳は聞く耳を持たなくなっている。つまり怒りや激怒を一分後に鎮める脳領野が永続的に変化してしまっているために、反応すべきニューロンが少なかったり、スイッチを入れたり、切ったりするセロトニン受容体数が減少している。胎児期や出生後早期の脳発達に衝撃を与えるこの種の遺伝的影響はありふれたことである。戦士の遺伝子がこのようなことすべてを起こしているということを決定的に示したものはいまで誰もいない。しかし情動を調整する神経伝達物質システムへのこのような干渉はなんらかの問題を生み出しているはずである。

行動上の証拠がこのような予測を支持してくれている。一九九〇年代にＭＡＯ－Ａを産生する遺伝子を完全に欠落しているよう交配されたマウスの攻撃性は相対的に強いものであることが示された。オランダ人研究者のハン・ブルーナーとその同僚たちがＭＡＯ－Ａの産生を低下させるようなこの遺伝子の稀な突然変異が生じているオランダの一家系の男子の数世代が存在することを発見したが、これらの男性では放火や露出症、強姦未遂のような不適切な行動が目立っていた。ロンドンのキングズカレッジのアブシャロム・カスピとテリー・モフィットによって実施されたＭＡＯ－Ａ遺伝子の低産生型をもった少年たちの広範な統計的分析によると、これらの少年たちはＡＤＨＤや反社会的行動を含む精神保健的諸問題を他の少年たち以上に大きく抱えていることが判明した。フロリダ州立大学のケヴィン・ビーバーとその共同研究者たちの報告によれば、戦士の遺伝子を有している男性は他の男性に比較してギャングの仲間になる傾向がある。仲間のギャングと比べても、彼らはより暴力的で、喧嘩の際に武器を使用する割合が二倍高い。またブラウン大学のローズ・マクダーモット、プリンストン大学のダスティン・ティングリー、その同僚たちによる実験室での研究によれば、戦士の遺伝子をもつ者は挑発に対してより攻撃的に反応し、経済学的ゲームをさせると、彼らの利益を奪った相手に仕返しをする傾向がより強かった。

戦士の遺伝子は脳構造の変化とも関連していた。「アメリカ国立衛生研究所（NIH）」のアンドレアス・マイヤー‐リンデンバーグらによると、男性においてこの遺伝子は扁桃体、前帯状（anterior cingulate）皮質と眼窩皮質——これら全領野が反社会的行動とサイコパシーとに関係している——の容積を八パーセント減少させていた。

戦士の遺伝子の作用は主に男性において認められる。というのもこの遺伝子の座位はX染色体——性染色体と呼ばれている二つのものの一つで、他の一つはY染色体——にあるからである。戦士の遺伝子はX染色体の約三〇パーセントに発生する。第六学年の生物学を修了した者なら誰でも知っていることだが、女性はXXの性染色体の組み合わせをもち、一方男性はXYである。男児はその母由来のX染色体を一つだけ受け継いでいるので、この座位にある低機能変異遺伝子が遺伝されると、その発現は決定的である。というのも〈もう一つのX染色体がないために〉対立する遺伝子が欠けているからである。女児は父親と母親からのX染色体を一つずつ受け継いでいる。受精し、早期の卵分割の後に、女性の対になったX染色体の一方はランダムに不活性化されるが、MAOAのようないくつかの遺伝子は、二つとも活性化されたままである。こうして、女性は酵素MAO‐Aが不十分となりこのためセロトニンが過剰となるには、両方のX染色体のMAOA遺伝子の形質発現が低い型でなければならない。このような訳で女性は戦士の遺伝子の影響をさほど受けにくい。各X染色体の戦士の遺伝子の出現率は三〇パーセントであるので、女性で二つのX染色体において、この遺伝子をもつ確率は三〇パーセントかける三〇パーセントで九パーセントとなる。このことは、母集団において女性よりも男性のほうがなぜより攻撃性が強いのか、という説明には少なくともなっている。そしてこの差は、女性以上に男性において攻撃性を増強するテストステロン〈男性ホルモンの一種〉によって、さらに増強される。

サイコパシーの遺伝学を理解する際に理解しておいた方がよい遺伝子はセロトニン・トランスポーター（輸送因子：transporter）に関係するもので、このトランスポーターはシナプスからセロトニンを抜き取り、セロトニン・ニューロン内へと元に戻して、リサイクルする働きをしているタンパクの一種である。このトランスポーターの遺伝子の近くにあるのがこのプロモーターで、このDNAの断片はトランスポーターの産生を開始させる働きがある。このプロモーターの長形型変異体はこのトランスポーターを過剰に産出させ、シナプス周囲にあるセロトニンを減少させるので、覚せい剤、コカインのような薬物の効果や、エクスタシー、外傷後ストレス障害、さらにはアルツハイマー病の攻撃行動にとって極めて重要である。このプロモーターのハイリスク変異体はアルコール症、うつ病、社会恐怖、高血圧、強迫性障害、そしてロマンチックな恋愛を体験し、愛情を表現することの困難などとも関連している。これはヒトが遺伝されたり、遺伝させたりはしたくない種類の遺伝子である。

セロトニンに加えて、ドーパミンもサイコパシーにおいて役割を果たしているように思える。二〇一〇年に、ヴァンダービルト大学のヨシュア・ブックホルツが報告したことには、サイコパシーの特性は脳内でのドーパミンの比較的大量の放出と相関しており、ドーパミンが多ければ多いほど報酬を探索する欲動が大きくなることを意味している。ドーパミン伝達を増大させる遺伝子によって、サイコパスにしばしば見られる嗜癖的行動――薬物であれ、セックスであれ、身の毛もよだつ暴力であれ、ますますより強い刺激を求める様な行動――が説明されるかもしれない。

サイコパシーに関連している可能性のある別の遺伝子は副腎皮質刺激ホルモン放出ホルモン（CRH）

である。この物質は身体のストレス反応を活性化させ、嗜癖の再発直前にしばしば上昇する。扁桃体内CRHは強い切望、深い喪失感や不安感を生み出す。CRHが高くなるのは、愛する者が亡くなったり、常時不安状態にあったり、嗜癖者が禁断状態になったときなど別の形の「愛するものの喪失」時である。CRHや他のストレス・ホルモンやこれらの受容体を制御する機能が低い対立遺伝子を持つ者では、サイコパシーの一部がそうであるように、ストレスや不安の作用が極めて小さくなっているのかもしれない。

通常では、扁桃体を活性化させるストレスは脳幹のセロトニン産生ニューロンをさらに活性化することになる。こうして急性の不安やストレスは素早くセロトニンの放出を導き、究極的にはストレスを相殺する。健常人が怒ると、セロトニンに反応してほどなくリラックスし、ストレスのループを断ち切る。しかし本来ならセロトニンに反応する脳領野が機能低下していたり、十分なセロトニンが放出されないと、せっかちで衝動的な者では、怒りを生み出すストレッサーがセロトニンによって中和されない可能性がある。セロトニン関連化学物質すべて（トランスポーター、MAO-A、セロトニン受容体のさまざまなタイプ、諸酵素）と大脳辺縁系との相互作用にヒトの反応は依存している。ある者では、怒りの反応は数分では収まらず、幾時間も続いたりする。これらの諸因子に違いがある上に、遺伝や母胎のストレスの影響で、大脳辺縁系構造の発達早期の違いが加わるので、ストレスや怒りの反応が人によって異なり、数多くのタイプがある訳を理解するのは容易である。サイコパスでは、いくつかの亜型というものも存在するとしても、彼らの扁桃体と〈前頭前葉の〉眼窩や腹内側、帯状の諸皮質の機能低下のために、そもそもストレスや不安というものをほとんど感じないことが多いのである。

共感を調節する諸遺伝子は、サイコパシーの原因を探る上で極めて興味深いのであるが、これらには脳内ホルモンのオキシトシンとバソプレシンの機能に影響する対立遺伝子群が含まれている。オキシトシンは社会的状況での扁桃体の恐怖反応を減少させ、信頼を生み出す。分娩や、育児、セックスの時――とりわけ女性では――オキシトシンが高濃度に放出される。バソプレシンはとくに男性では、つがいになることを促す。脳の報酬中枢にバソプレシン受容体をもつハタネズミは一雌一雄のつがいとなる。エモリー大学のエリザベス・ハモックやラリー・ヤング、リーディング、ケンブリッジ大学のミスマデフ・キャラバルティとサイモン・バロン-コーエン（コメディアンのサシャ・バロン・コーエンのいとこ）、国立精神保健研究所（ＮＩＭＨ）のトーマス・インセル、カリフォルニア大学バークレイ校のダカー・ケルトナーとサリナ・ロドリゲスのグループ、クレアモント大学院大学のポール・ザックの各研究室では、二〇〇五年から二〇一〇年に欠けて、共感におけるこれらの対立遺伝子の役割を明らかにしようとした。ポール・ザックは最近、テストステロン受容体の諸遺伝子も寛大さと共感に影響していることを示した。

共感や攻撃性の特性とこれらに関係する対立遺伝子群はサイコパシー理解になにがしかの期待を抱かせてくれるが、誇大性、軽薄さ、病的虚言、道徳心や倫理性の欠如と言ったサイコパシーの他の重要な特性を強く予測させるような遺伝子はまだ特定されていない。これらの特性を理解する道はまず第一に脳解剖と脳内結合の変化（これら特性に機能的に関係している脳はどのような様相形態なのか？）の分析によって、次に遺伝情報（これらの様相形態に影響している遺伝子はどのようなものなのか）の分析によっておそらくは拓けるであろう。

二〇〇七年から二〇〇九年にかけて、研究者たちが理解しはじめたことは、人間の複雑な適応行動に影響しているのは一つの遺伝子ではなく、幾十もの遺伝子であるらしいということだった。ある研究室が、統合失調症に関係する一つの遺伝子を見つけ、この結果を公表した。別の研究室が他の遺伝子を見つけだした。さらに別の研究室がこれらの所見を追試しても、統計的有意差が得られなかった。これは欲求不満をひきおこし、多くの不良なデータが公表されているのではないか、と人々は疑いの目をもつようになった。研究者たちが、該当する遺伝子は一つや二つではなく、おそらくは一五とか二〇あって、それぞれが多彩な症状の数パーセントに関係しているということを理解するようになったのは、被験者を大規模な集団にまとめることを研究者たちがし始めてからであった。

大半の遺伝子は、たとえば目の色とか髪の毛の色を支配する遺伝子とは異なり、優性とか劣性とかに区別することはできない。数多くの遺伝子の相互作用によって制御されている複雑な行動はこれらの遺伝子の無数の調節因子の影響をも受けている。たとえば攻撃性は一つの複雑な行動で、セロトニンやノルエピネフリン、ドーパミンやアンドロゲン、そして細胞の多数の機能を調節している遺伝子の相互作用の影響を受けている。誰かの運命を暴力的とか受動的とかに決定するのにたった一つの遺伝子だけがスイッチがオンになったりオフになったりするのではない。こうして、これらの行動に変化をもたらす諸遺伝子とその調節因子を論じるときに優性とか劣性とかは通常言われていない。

これら遺伝システムが複雑なために、私が戦士の遺伝子をもったのかどうか（これはさらなる遺伝分析によって明らかにされることだが）決定されたとしても、ここから得られる結論はなんら確定的ではない。私をうろたえさせるのは悪い遺伝子が全体としてセットになって存在している場合である。

私はこれらの遺伝子について慌てて知ろうとはしなかった。ダイアンの両親は双方共にアルツハイマー病で亡くなったので、最初に私は彼女や私たちの子どもにアルツハイマー病の遺伝子がないのかどうかを憂慮していた。

しかし妻らの脳は健康そうに思え、認知上の低下の徴候を示さなかったので、私たち家族の遺伝の結果を知ることはいまだ緊急性がないと思われた。私の家系の暴力性を知っても緊急性を感じることはなかった。二カ月前に私の奇妙な脳スキャン画像によって興味がそそられていたが、もの珍しさは早くも消え去っていた。その上私は他の研究プロジェクトで忙しかった。私は〈研究テーマとしての〉連続殺人者の講演だけをしてきたのではなかったし、二つの生命科学の会社を立ち上げている最中で、アルツハイマー病と統合失調症の二つの異なった研究で脳スキャン画像と遺伝子パターンをも分析していた。

二〇〇六年から二〇〇九年までのこの当時は私たちのイメージング遺伝学の研究[10]にとって極めて刺激的な時期であった。私たちは統合失調症の二つの新しい遺伝子とアルツハイマー病の新しい一つの遺伝子を発見しつつあったし、遺伝子発見自体のまったく新しい方法を開発中であった。この方法をかいつまんで説明すれば、疾患、とりわけ複雑な疾患や私たちが精神医学で出会うこころの障害と相関する対立遺伝子を発見する時間と費用そして規模とが従来とは二桁のオーダーで異なるものであった。典型例で説明すると、統合失調症のような疾患と相関する遺伝子の座位を決定するには、三千人の被験者を必要とする。彼らの一部は統合失調症の症状を呈し、一部はそうでない。この特定の遺伝子は症状を呈している人たちにおいてより一般的に存在していることになる。私たちは被検者の脳画像データや心理検査と遺伝情報とを比較するための一組の方程式を用いる一つの統計学的方法を開発した。この方法では、候補となる一つの遺伝子を同定するために必要な被検者の数は三〇〇人、あるいは三〇人で済んだ。この技法では統合失調症、パーキンソン病やうつ病のある薬物や他の治療法にどの患者がもっともよく反応するのかも決定することが可能であった。人が半年もさまざまな薬物を次から次へと服薬するといういわばモルモットになる代わりに、苦痛を軽減し、医療費も抑えて、合った薬物を直ちに得ることが可能となった。

ＵＣアーヴァインキャンパス全体の画像的遺伝学研究室集団である、スティーブン・ポトキン、ファビオ・マッキァルディ、デビッド・キーター、ジェシカ・ターナー、そしてハイテク技術者と共同研究者たちはこの当時エンジン全開中で、論文をものにし、研究資金を獲得し、特許を取得しようとする欲求と志向、そして講演をこなそうとする意気込みは誰の心にも強くあった。科学の歓喜の渦のただ中にあって、自分の脳画像などは少なくとも一時的にせよ、眼中からはたやすく消え去っていた。

戦士の遺伝子と他の攻撃性関連遺伝子を検査することは簡単なことではない。たとえば、ＧＷＡＳ（genome-wide association study：ゲノムワイド関連解析[11]）では、幾百万もの一塩基多型（single nucleotide polymorphisms）（ＳＮＰｓ）のデータ抽出を得るが、遺伝子の近くにＳＮＰｓの座位があることはそれが特性なり疾患の病因に関係していることを示唆している。この技法はよく標準化されており、比較的割安である。しかしいくつかの点でＧＷＡＳには無視できない限界がある。染色体ごとに全部で三〇億以上の塩基対があり（染色体対では六〇億）、ＤＮＡ変異体の別物ではあってもその「代理」

---

(10) 遺伝子変異体を評価するために表現型測定として解剖学的、生理学的なイメージング（画像化）技法を用いる科学。
(11) ゲノム上に一千万箇所程度あるとされる一塩基多型（ＳＮＰ）を網羅的に解析する技法。

とSNPsをみなしているので、これはゲノムの一パーセント以下しかカバーできていない。最良のGWASであっても多くのものが見逃されている可能性がある。

ヒトの遺伝的コードのすべてをカバーする唯一の方法は三〇億の塩基対すべてのゲノム配列全体と他の要因であるアルファベットが混入されているスープの配列とを深く探ることである。このような分析費用はゲノム当たり数億ドルから数千ドルまでに下がってきた。一人当たり千ドル以下の分析費用という宣伝もなされている。しかしこの費用にはかなり誤解があって、このような低価格ではさらに深い分析は実際にはなされず、配列が列挙されているだけである。これはまるで英語しか理解できないのに、ナバホ語の構文に従ってモンゴル文字で書かれた千ページもの電話帳を手渡されているようなものである。数千ドルで、商業的に利用可能な分析も提供されてはいるが、これはコードを翻訳してくれてはいるが、構文についてはそうではない。コードの意味の解釈は遺伝学者、統計学者、疫学者、細胞生物学者、この分野の臨床家（たとえば精神科医、心臓専門医、あるいは免疫学者）のような高度な経験を積んだチームによって今でもなされる必要がある。完全な遺伝分析を行うには実際にはより多くの費用が隠れて存在している。

精神病理学のような諸障害のヒトの複雑な特性をこれまでは可能ではなかった方法で探究するには、認知（科学）的、代謝学的、そして脳画像的方法を統合して、配列解読プロジェクトを実行することが必要で、このための時は熟している。ゲノム学（遺伝子とこれに関連した核内核酸）やトランスクリプトミクス[12]（組織内の種々のメッセンジャーRNA（mRNA）のレベル）、プロテオミクス[13]（種々のレベルのタンパク質と関連する組織内でのそれらの相互作用）そしてメタボロミクス[14]（血液と尿内の幾千ものホルモン、代謝産物、糖とこれらの時間をかけての力動的相互作用）のような医学における"omics"のつく科学によって、以前には理解できなかった複雑な疾患について輝かしい成功例が実在している。ゲノムや複雑な諸特性解析、そしてこれらの結果を一つの枠組みへと画像化することが進歩したおかげで、個人のゲノムの解明や各個人に応じた医療を施すことが未来における可能性というだけでなく、新しい実行可能な応用技術として誕生している。

いずれにせよ、私の遺伝子に関して誰かが明確な見通しを与えてくれるにはしばしの時間がかかることであった。私の血液をサンプルとして送り、遺伝子の結果報告を得るまでのこの後数年の間に私がおりに触れて幾度か考えたことは、私の脳スキャン画像の意義について遺伝子の結果がどのようなことを語ってくれるのか、ということであって。トーマス・コーネルの足跡を辿ることに興味はなかった。(15)

(12) トランスクリプトームを扱う学問である。トランスクリプトームとは、特定の状況下において細胞中に存在するすべてのｍＲＮＡ（ないしは一次転写産物、transcripts）の総体を指す呼称である。ゲノムは原則として同一個体内のすべての細胞で同一だが、トランスクリプトームでは状況が異なり、同一の個体にあっても組織ごとに、あるいは細胞外からの影響に呼応して固有の構成をとる。

(13) プロテオミクス、またはプロテオーム解析とは、とくに構造と機能を対象としたタンパク質の大規模な研究のことである。

(14) メタボロミクスあるいはメタボローム解析とは、細胞の活動によって生じる特異的な分子を網羅的に解析することである。メタボロームという語は、ある生物の持つすべての代謝産物（メタボライト）を表す。

(15) 本書第六章で、著者ら家族の遺伝子解析がついに試みられ、この間の事情について詳しく触れられ、驚くような結果が判明している。

第五章　第三の立脚点

　こうして私はサイコパスの脳を持っていた。また私の家族歴とおそらくは遺伝子もサイコパスのものであった。しかも私が研究してきた連続殺人者とは私は大分異なることも判明した。何かが足りず、それが私という科学者の風貌を作り上げげているものなのだ。

　私の大脳辺縁系領野における特有の機能喪失は私の研究室や他の研究室から報告されたサイコパスたちの神経上のプロフィールと一致していた。次の年から私は、このような脳の障害をもちながらも殺人者やサイコパスではない人々の事例報告があるのかどうか、注意していた。脳障害や機能喪失のこの特有の型はサイコパシーを形成するには必要なのかもしれないが、十分なものではないのかもしれないように私には思えた。他の諸因子が存在しているはずである。

　たとえ私のＤＮＡが危険に見えたとしても、これもまた私を邪悪な方向に向かわせるには十分ではない。遺伝子とサイコパシーとの間にはいまなお繋がりが実在せず、ＭＡＯＡ対立遺伝子と暴力への潜在能力との間にのみそれが確認されているだけである。文献上、また私の研究の中に見いだせる限りの事例すべてに当たり、青年時代から精神医学的報告がなされている独裁者を含むサイコパスたちを検討してみたが、全員が虐待を受け、片親か両親をしばしば失っていた。このようなことが該当しない事例があるかもしれないが、私はそんな事例には一例も出会ったことがなかった。殺人者が幼少期の虐待を否定し、多くの人がそんな虐待はなかったと否定した事例もあったが、それらは彼らがあまりにも困惑するために虐待を認めなかったか、虐待する大人、多くの場合にはそれが家族の一員であるので、これを守るためであったことが後になってわかったにすぎなかった。

また、サイコパスの受刑者集団においては彼らの早期幼児期の身体的、精神的あるいは性的虐待の発生率が高いという知見が多くの研究から集積されるようになった。少年鑑別所における三五人のサイコパス犯罪者の小規模調査によれば、その七〇パーセントに幼児期における重大な虐待が認められた。成人になってからの幼児期体験に関する信頼できる記憶が発生するのは三～四歳頃からであるように思われているので、実際にはサイコパスの成人犯罪者のこれより高い比率の者がもっと早期に重大な虐待を受けているものと判断される。こうして人生早期のある時期に彼らの九〇パーセント以上が虐待を受けていた可能性がある。これら被害者に加え、その虐待者の危害を防いだサイコパスをも加えると、この比率は九九パーセントに達しうるし、そのように私は推測した。このような推測をしたのは、なぜ私が完全なサイコパスとならなかったのかということを考え始めた時であった。殺人者たちは虐待を受けていたが私はそうではなかった。私たちは後天的にではなく、先天的に形成されるという私の強い信念にもかかわらず、最終的に犯罪者を形成する点において重要なのは育ち方であるかもしれないと考え始めた。

発育過程で環境と遺伝子とは数多くの仕方で相互に作用し合う。これらの一つは遺伝子型と環境の相互関係と呼ばれている。攻撃性の素因となる遺伝子をもつ子どもは、その性格から敵意と迫害とが引き出され、不行跡を頻回に重ねる可能性がある。あるいは攻撃的な親は敵意の遺伝子を自分の子どもたちに伝えた上に彼らに乱暴をも働き、遺伝子と反社会的態度とはこのラインに沿って子孫に継承され続ける。このようなパターンは私の祖先たちの殺人の系統を説明してくれることになろう。攻撃性の遺伝子が世代交代の過程で抜け落ちたとしても、家族は常にそのように行為するのが当然という考え方は存続する可能性があろう。

遺伝子型と環境との相互影響のもう一つ別の型はエピジェネティック〈後成的〉・マーキングと呼ばれるものである。どういう訳か、あなたの十代の娘があなたやあなたの母親のようなしなやかな身体をもたずに、体重が増え、祖母や曾祖母のような体つきになりはじめる。なぜだかわかるために、家族が各人の遺伝子コードを決定するための標準的なDNA検査を受けることにする。しかし、あなたの肥った娘の食欲や肥満を制御しているDNAコードは肉付きの良い祖母のものよりもあなた自身やあなたの細身の母親のDNAコードにより類似していることが判明する。こうして遺伝学ではあなたの娘が十代で肥満してきたことが説明されないように思える。そして娘は人の平均量以上に食べてはいないのである。何か予想外の別のことが進行しているに違いない。おそらく彼女の代謝に機能異常が起きているのだ。しかしそれはどのようなもので、なぜ起きているのであろうか？　そのとき、博士課程で遺伝学を専攻しているあなたの姪が曾祖母から祖母を通じてあなたに、そしてあなたの娘に何かが伝わってきているのではないかということを教えてくれる。この何か、というものは遺伝子コードそのものではないが、肥満と代謝を制御しているいくつかの遺伝子上にはめ込まれている科学的情報を担う小さな余分な断片ないしタグである。

エピジェネティック・タグと呼ばれるこの余分のタグは、一世紀前ほどの一〇年に及ぶ大飢饉時代に彼女の曾祖母が幼少期にアイルランドやポーランド、ボスニア、あるいはブロンクス区で飢餓に耐え偲んでいる間に、彼女のいくつかの遺伝子に付加されたものに相違なかった。このような空腹による大きなストレスへの彼女の曾祖母の細胞の反応はその代謝機構を変えて、エネルギー利用をよい有効なものにし、脂肪を蓄え、食物が十分に手に入った時には食欲を増進させるようになった。こうして、豊富な食物が供給されて八〇年ほど前に母国の飢饉が終焉したときに心優しい十代の少女であった彼女の曾祖母が肥満者になったように、十代での他のストレッサーの影響の下で、彼女の曾孫であるあなたの娘は体重が増え、似たような肥満者となってしまった。これらの影響の一部は祖先が男性か、女性かに依存している。というのも一部の遺伝子は家系の父方か母方のいずれか一方に「すり込まれている」からである。エピジェネティック・タグは環境のストレッサーによって誘発されうる遺伝子コードの数多くの変化の一つである。このことは天性と育ちとの相互作用の基盤にある中核的機序の一つである。

代謝、癌、感染病や免疫疾患への感受性へのエピジェネティック的相互作用の役割に関する最近の数多くの研究がある一方、これはまた統合失調症からサイコパシーに至る精神障害の一部を理解する鍵ともなっている。一九六八年の映画、"Charly"〈邦題『まごころを君に』前出〉の好きな場面の一つは私の職業選択にも影響を与えたもので、認知力に障害があるタイトル名ともなった主人公が彼の治療士でもある女性教師の黒板のところに行って、「これこれあるあるこれこれあるのではないあるのではないあるこれこれそうある」(that that is is that that is not is not is that it it is)と書き、この意味を彼女に尋ねた。彼女は黒板に近づき、これに句読点を付け足し、「存在するものは存在する。存在しないものは存在しない。そうでしょう? そうだとも」(That that is, is. That that is not is not. Is that it? It is)とした。

この謎解きゲームはエピゲノム(1)の謎解きとよく似ている。元のDNAの塩基対を類似的に示すと“thatthatisisthatthatisnotisnotisthatititis”となり、この元の配列は単語の配列となって翻訳されるよう指令が出されるが、まだ一つの文とはなっていない。通常DNAからRNAへの翻訳されたメッセージはタンパク質へと転換され、ここに完全な意味のある次の文章が生まれる。「存在するものは存在する。存在しないものは存在しない。そうでしょう? そうだとも」(That that is, is. That that is not, is not. Is that it? It is)。しかし環境のストレッサーがエピジェネティック・タグを誘導し、元来の遺伝子の一部にこれが付加され、句読点や単語のスペースや、文章全体の構成が変化して、次のように若干異なった意味が形成される。「存在するものは存在する。存在しないものは存在しない。そうでしょう? そうなんだろうね?」(That that is, is. That that is not is not. Is that it? It is?)。単語もその配列も同じだが、最後に疑問マークが付加されることによって、文意の肯定の強さに揺らぎが生じる。文章の意図する「遺伝的」意味へのこの僅かな「エピジェネティック」チェンジは実際の突然変異とは異なっている。突然変異では文の実際のスペルが異なっており、一つ(あるいはそれ以上)の文字が挿入されたり、削除されたりしている。もちろんこのような変化は文章の機能を根源的に変化させ、存在するものは存在する。存在しないものはしない。そうでしょう? そうだとも」(That that is, is. That that is not is snot. Is

(1) DNAの塩基配列を変えることなく、遺伝子のはたらきを決めるしくみをエピジェネティクスとよび、その情報の集まりがエピゲノム。

that it? It is）のように変化してしまう。このような意味で、ゲノムとはあなたが生まれた時に受け継いだ本であり、エピゲノムとはあなたがこの本を読む、読み方である。

エピゲノムの働きを観る別の仕方はディーラーからあなたが新車を購入する場合を考えてみることである。オリジナルなハードウェアに相当するのがあなたのゲノムで、これに馬力をあげるためにあなたが加える変更によって、よりスピードが出るようになり、先ほどのあなたの娘の場合にはそれが低下している、といったことがエピジェネティックな変更に相当している。

エピジェネティックな変化は一卵性双生児がなぜ同一でないのかといういくつかの説明の一つとなっている。生の遺伝子コードが同じであっても、過度にストレスが負荷されたり、明らかに良好であったりという幼少期の環境の違いによって、十代、そして成人になるに従って行動に変化が生じうる。一卵性双生児はいずれかの親から受け継いだ同じ諸遺伝子の数が異なっていることもあり、このことが一卵性双生児の外見や行動の仕方を変えていることがある。第三の機序だが、「レトロトランスポゾン」[2]（retorotransposons）によって惹起される一見超常的と思われるような現象が関与する。

レトロトランスポゾンは遺伝子自体を囲んでいる細胞核に存在するＤＮＡないしＲＮＡの断片である。かつては目的がよくわからないジャンク（不要な）ＤＮＡと考えられていたが、情報のこれらの奇妙な小片は場所が定まっておらず、スープの中の米粒のように動き回ることができる。異なった染色体上にある広く離れた遺伝子さえも結合させる働きをもっていて、細胞の機能を変化させることができる。これらは私たちのＤＮＡ型が紡ぎ出す「文章」を再編し、このことによって究極的には、常に微妙にではあるが、人間の行動を変化させ、一卵性双生児の行動の仕方の違いのみならず、統合失調症者が精神病を呈する病因や一部のうつ病者がなぜ自殺に至るのかといったことをも説明してくれる。

エピゲノムの機能のもっともありふれたものの一つは、環境のストレッサー、とくに人生早期のものが、ヒストンと呼ばれているタンパク質のスプールの周りにDNAの糸をまく時に生じる。ストレッサーはメチルとかアセチルと呼ばれる小さな化学基を遺伝子に付加したり、そこから除去したりすることも可能である。これらはDNAのひもにしがみついている原子の小さな塊である。このような変更が遺伝子が読み取られ、その機能を果たす能力を停止させたり、遅くしたり、早くしたりする。遺伝子の活動性を変化させることはタンパク量を変化させ、このために脳回路の神経伝達物質のバランスを変更し、思考や感情、行動の変化を生み出している。これらの変更は重要で、遺伝子と環境との相互作用の重要な焦点の一つで、「氏と育ちの問題」を理解する鍵である。これらのアセチルとメチル基を加える主要な環境刺激の一つがストレスで、これらの刺激には虐待や、妊娠期の妊婦の不安や薬物があり、一部の食物でさえもそうなりうる。ストレスはホルモンのコルチゾールを放出させ、このホルモンがメチルと

(2) トランスポゾン (transposon) は細胞内においてゲノム上の位置を転移 (transposition) することのできる塩基配列である。動く遺伝子、転移因子 (Transposable element) とも呼ばれる。DNA断片が直接転移するDNA型と、転写と逆転写の過程を経るRNA型がある。トランスポゾンという語は狭義には前者のみを指し、後者はレトロポゾン (retroposon) と呼ばれる。この「レトロポゾン (retroposon)」は「レトロトランスポゾン」とも呼ばれる。レトロポゾンはレトロウィルスの起源である可能性も示唆されている。レトロポゾンのコードする逆転写酵素はテロメアを複製するテロメラーゼと進化的に近い。転移はゲノムのDNA配列を変化させることで突然変異の原因と成りえ、多様性を増幅することで生物の進化を促進してきたと考えられている。トランスポゾンは遺伝子導入のベクターや変異原として有用であり、遺伝学や分子生物学においてさまざまな生物で応用されている。

アセチル基を提供する母体となる分子からDNAへと転移させる。

　このような化学基のDNAへの付加がサイコパシーの病因論や原因（群）を理解する重要な鍵となる可能性を秘めている。これらの側基が遺伝子の調節因子に付加されたり、そこから除去されたりすると、遺伝子の機能は一時的に変化し、何時間とか何週間とか、あるいは幾年にもわたってそれが続くこともある。こうしてアルコールや違法ドラッグ、精神作動薬を妊婦が服用する場合のような子宮内への早期のストレス負荷はこの子どもの将来の行動を変化する可能性がある。しかし出産期まじかに生じるストレス刺激は最大の有害な影響を及ぼしうる。さらには精神的、身体的虐待のような、ストレス刺激が生じるのが遅ければ遅いだけ、その影響は小さくなる。一ないし二歳での精神的虐待とかネグレクトは六歳とか十歳とかのもの以上に、この子の発達や十代、成人になってからの将来の行動に対しはるかに強い害をもたらしている。

　環境とサイコパシーに関する文献を丹念に調べているときに、私はロンドン・キングズカレッジのアヴシャロム・カスピとその同僚たちとが二〇〇二年に発表した古典的論文を思い出した。そこでは、天性と後天性との相互作用の最良の例が示されていた。カスピはニュージーランド、ダニーデンにおける一年以上の間（一九七二〜一九七三）に生まれた約三千人の長期間の追跡調査、「ダニーデン保健と発達の複合科学領域的研究」の資料を検討していた。この研究では被験者は三歳以降毎年健康と心理面でのいくつかの測定がなされていた。カスピは三つの因子を検討した。つまり、被験者が戦士の遺伝子をもっていないかどうか、幼児期に虐待を受けていないかどうか、反社会的行動に走っていないかどうか、である。（反社会的行動は、青年期の素行障害、暴力犯罪への強い思い、二十六歳時点での暴力的人格の心理測定、被験者をよく知っている人たちからの反社会的行動に関する報告、以上の組み合わせの総合評点によって評価された）カスピは、予期したように、被虐待体験は反社会的行動を増大させたことを見いだした。しかしこの増大は戦士の遺伝子をもつ男性においてはるかに大きかった。男性の一二パーセントが被虐待体験と戦士の遺伝子の双方を有していたが、これらは男性の暴力への強い信念については四四パーセントに関与し、四倍高い比率を示していた。結局、重大な虐待を受け、戦士の遺伝子をも有している男性の八五パーセントが反社会的となった。同じようなパターンは女性にも認められたが、その暴力性はより低かった。後に類似研究についてカスピらはメタ分析を行ったが、虐待がなくとも、戦士の遺伝子は攻撃性を増大させるが、その効果ははるかに小さいものであることが明らかにされた。

出生後の数カ月は「妊娠第Ⅳ三半期」とも呼ばれ、出生前の発達を拡大したこの時期はヒトの乳児にとってとくに重要な意味を有している。実際、ヒトの脳の発達において環境からの衝撃に対してもっとも脆弱な時期が妊娠第Ⅳ三半期とも言われる、出生後の数カ月なのである。重大なストレス刺激を避けねばならないのがこの時期であり、育児が極めて重大な局面を迎えるのがこの時なのである。もちろん幼児期を通じて保護の必要性は続くのだが、出生後間もない時期であればあるほど、情愛の重要性がそれだけ増してくる。

脳への障害もまたそれがいつ起こるかに応じて異なった形での精神病理が形成される。もしも幼児が二歳の時に倫理性や道徳性に関与している眼窩皮質に損傷が起こると、善悪の感覚が発達しないままとなる可能性があり、重篤なサイコパスとなりうる。もしも〈眼窩皮質の〉障害が八歳時に起こると、当人の眼窩皮質は脳の他の部位が善悪を理解することを手助けすることは可能であるが、眼窩皮質は抑制にも関与しているので、悪行は続き、これを中止できないことになる。この損傷が十代や成人になってから起こると、当人は善悪の識別はするし、抑制に関与している脳の他の領野が十分に発達していて、眼窩皮質ができなくとも、衝動制御を手助けしてくれる。しかしストレスが負荷される状況下では、容易に激昂してしまう。

特別な脳障害がなくとも、いくつかの精神疾患は人生も後になって頭をもたげてくる場合がある。脳皮質は秩序正しく発達し、生後早期とその後に、背側前頭前皮質よりも、この皮質の腹側部と眼窩部のかなりの部分がより早く発達を開始する。このことが意味することは、辺縁系の情動脳は思考や認知脳よりも早期に成熟するということである。性ステロイドホルモンは遅れて思春期になって放出され、これらの皮質の結合を「固定」させる傾向があり、これらの可塑性はこうして減少する。こうして、前頭前皮質の発達が遅れている十代前半や後半の若者は初めは知的発達が比較的遅いように見える。しかしこのことの裏の意味があって、これらの開花の遅れている十代の多くでは発達が遷延されているだけで、彼らの可塑性により富んでいる前頭前皮質シナプスはこの発達期を超えても学習能力をより高めると考えられている。これは次のような最近の知見の説明の一つとなる可能性がある。つまり、思春期と青年期とで実施されたＩＱが有意に異なっている者が一部存在している。十代のある者は初めは比較的高いＩＱと認知能力をもちながら、十代後半や二十代になると同年代の者たちよりもこれらが後退してしまう。ＩＱは年齢と比較した評価であるので、このような者たちは能力を失ってしまったということではなく、早咲きの故に他の者よりも頭が良く見えていたのが、十代半ばや後半では他の者よりも発達がより遅いだけであるということを意味している。

思春期を過ぎると、前頭前皮質の次の重要な成熟が十代後半から二十代前半に起こりるのは、ドーパミンやセロトニン、ノルエピネフリンのような他の重要な神経伝達物質からの前頭前皮質への入力が成熟する時である。これらの入力は前頭前の新皮質のさまざまな層に分散している。これら神経伝達物質の層分布が完成するのは二十代で、こうして脳はほぼ完全に成熟したことになる。

このような発達段階がもたらす重要な結果は、統合失調症や双極性障害のようなモノアミンを含む諸疾患が最初にその明白な症状を呈するには時期があるということである。一つの典型例だが、大学新入生が最初の精神病エピソードを体験するのが冬休みが始まった頃であったりする。このような驚くべき問題は最初の大きな試験の過酷さや失敗、高校時代の恋人に失恋したことなどの大きなストレスが負荷される出来事のせいにされるかもしれない。しかしこのような出来事を解釈するもう一つの仕方は発病を不可避のものとみなすもので、統合失調症への遺伝的素因を有している者では、その前頭前皮質は大きなストレスが負荷されるとこの精神病発病を体験することがあらかじめ準備されている、という見方である。

これらの高度にストレスが負荷される出来事は、大学の学期中や恋愛関係、最初の就職試験などストレス刺激がなんであろうとも、これらの時期のいずれかの時点で起こりうる可能性を秘めている。ではなぜストレス刺激がこのようなモノアミンに関係する精神病の発病を促進するのであろうか？　その一つの理由は、ストレスが副腎皮質からコーチゾルを大量に放出させ、これが免疫系を抑制するだけでなく、酵素COMT(3)を――とくに前頭前皮質において――阻害してしまうことである。酵素のこの阻害によってドーパミンが急激に増大し、皮質で氾濫して、このためにニューロンの発火に変化が生じ、これが統合失調症では入力信号の濾過機能の低下と関連し、これらのニューロンによる雑音から信号を取り出す処理過程（signal-to-noise processing）の変化や外界の実在からの刺激とは関係のないニューロンの発火、気分の劇的変化を生じさせる。

統合失調症、双極性障害、強迫性障害、またパーソナリティ障害の一部の種々の型に共通している特徴はすべてが発達段階上、十代前半から後半、二十代前半においてしばしば認められる精神医学的問題であるという点である。大学や最初の結婚、とくに軍隊での戦闘行為のような若者の人生におけるストレス性緊張は前頭前皮質の発達にとって比較的悪い時点で起こっているのではない。

このことは軍隊にとっては重大である。大学一年と最終学年の学生では相当に違った人間である。十八歳の少年を軍隊に送ることは、前頭葉がまだ発達中のため、おかしなことである。新兵を確かめるために心理検査を軍隊が採用していることはおかしいことではないが、それは二年後に彼らがどのようになるのかということまでも教えてくれるものではない。もし戦争をするならば、彼らが二十二歳ないし二十三歳になるまで私たちは兵士に戦闘させるべきではない。

サイコパシーもまた十代で明確になるとしても、これは三歳ないし四歳時点で時には気づかれることがあるが、おそらくは腹側系——つまりは眼窩皮質と扁桃体——が背側系よりもはるかに早く発達し、成熟するからである。このためこれらの領野の活動性が不十分であると——これはサイコパシーと相関しているパターンであるが——、このことはいち早く発見されることになる。ここで述べられている原則とは、精神障害は関連する脳領野とその主要な神経結合が成熟を開始するまでは完全に現れないということである。言い換えれば、未完成のものを破壊することはできないのである。前頭前野の発達は通常二十代半ば頃に終結し、脳のすべての回路のバランスが最終的に成熟するのは時には三十代半ばになると考えられている。

早期幼児期のどのような行動がサイコパシーの前兆であるのか正確に述べるのは難しいが、臨床家や家族はそれがわかるのだと言っている。彼らが気づいていることは子どもがどのようにあなたを観るようになるか、ということである。子どもは、まるであなたがそこにいることなど気にもとめないかのように、あなたをすり抜けて、あなたを観ていないかのようである。このような子どもはほとんど恐怖を示さず、大胆になる。そしてこのような子はあなたを早くから不正にあやつるようになる。その一部、とくに女子は五歳にもならない時点で、性的に放縦ともなり、これは人を操作する試みの一つの型であることがしばしばある。一九六三年に精神科医のジョン・マクドナルドは成人になってからの暴力を予測する幼年時の三つの行動を提示した。つまり夜尿症、火遊び、動物虐待である。この「マクドナルドの三徴候」はよく知られているが、多くの論争の的にもなっている。夜尿症は予測因子としては重要ではなく、火遊びと動物虐待とは少年たちの間では通常のことで、また不安や悪い仲間の影響のような他の因子によっても起こりうるものでもある。

幼児がストレスにさらされると危険となる一部の遺伝子でも健全な家庭で子どもが育つと実際に有益なものとなりうる。二〇一一年以降、私が一緒に働いてきたテレビ番組のジャーナリストとプロデュー

（3）カテコール-O-メチルトランスフェラーゼ（catechol-O-methyltransferase, COMT）は、ドーパミン、アドレナリンおよびノルアドレナリンなどのカテコールアミン類を分解する酵素の一つである。ヒトでは、COMT遺伝子にエンコードされている。

サーの三人が私と接触してきて語ったことには、私と私の家族との面接を含む、私が関わったいくつかの番組を観た心理士たちと話す機会をもったそうである。そのプロデューサーによると、私は、これら臨床家たちがその世界の用語でいう「インディゴ・チャイルド」（Indigo Child）あるいは「オーキッド・チャイルド」（Orchid Child）〈一九七〇年代以降米国マスコミを賑わしている偽科学で、藍色ないし淡紫色のオーラを放つ特殊な才能をもつ新世代の子どもが存在するという説〉である、というのであった。私はこれらの言葉の説明を簡単に聞いてはいたが、ニューエイジの偽科学への妄信としか思えなかった。しかしこの研究者たちによってプロデューサーたちに示されたその特徴のリストを検討し、私が知っている自分の生い立ちとを比較したところ、両者には実際にいくつかの類似点があった。たとえば、インディゴ・チルドレンは共感性に富み、独立心が旺盛で、強情、詮索好きであって、目的に向かって突き進み、IQが高く、かなり直観的で、権威嫌いである。これらの特徴は思春期に周囲の人間たちが私をどのようにみていたかという私の記憶とぴったり一致しているとはいえ、これらはまた多くの子どもにもあてはまりうることでもあった。

一方オーキッド・チルドレンは早期に環境からのストレス負荷を異常に感じやすく、少年期の扱いが悪いとその花は萎れてしまい、もし愛情たっぷりに育てられるとみごとに開花する。これに関する記載が述べているように、大多数の子どもたちがかなり頑丈で、幼少期に何が起ころうとも大部分はかなりうまくやっていけるのに対して，それとは異なった特性である。この特異な説は実際に何か生物学的基盤をもっているのかもしれない。セロトニントランスポーターを担う遺伝子の比較的稀な短形型――これはシナプスにおけるセロトニン活動を持続させる働きをしている――を遺伝として受け継いだ子どもはこの遺伝子の長形型を持つ子どもよりも行動学的に検知できるストレス刺激に対してより強い回復力を示す。同じような知見が主要なストレス調節因子であるCRH（副腎皮質刺激ホルモン放出ホルモン〈前出：視床下部から分泌されるペプチドホルモンの一つ〉のレセプターを制御する遺伝子に関して、デューク大学のアヴシャロム・カスピらによって二〇〇九年に得られた。

このようなオーキッド・チルドレンの二つの対立遺伝子を調べる検査は、良くとも悪くとも幼児期の環境に対してこれらの子どもは特別に感受性が高いという考えに信頼性を与えてくれるかもしれない。自分自身で検査をしたい遺伝子の一つとして、この考えは私の目にとまった。より興味あることは、私について私の生家の家族全員が何かを感じたために、あのようなソフトで、肯定的で、愛情溢れたタッチで私に接してくれていたのではないのか、という疑問であった。人々は実際に私を支えてくれていた。数年前なら私はこのことを認めようとはしなかったであろうが、しかしもしも私が別の環境の下に生まれたなら、極悪集団の何かの首領となっていたことは十分ありえた。〈それとも大学で教えるという現在の立場を〉考えてみれば、良きギャングの首領を作り上げたであろう。

リバタリアン(4)（Libertarian：完全自由論者）としては反対ではあるが、一人の科学者としてどの子どもがストレスに対して脆弱であるのかを決定するための出生時遺伝検査をすることには賛成である。この検査はさらにはサイコパスの防止の一つの鍵ともなりうるだろう。もし周産期のケアの一環として、

（4）この主義を奉じる政党リバタリアン・パーティは、アメリカ合衆国の政党。一九七一年、ノーラン・チャートで有名なデイヴィッド・ノーランによって結成。自由主義者党、リバタリアン党とも訳す。

遺伝子や皮膚電気反応や脳波、あるいは何か安価な検査のようなマーカーが十分に得られるならば、どのような子どもなら町を徘徊させてもよいのか、あるいは争いを起こしたり、特別な保護が必要なのはどのような子どもなのかを知ることができるだろう。検査がなされれば、この個人的情報は厳重に秘密が保持されて保管され、両親が望む時にはその情報が得られるものとすればよい。

私は発達における環境の役割を過大に評価するものではない。子どもは明白な教えもなしに一人で、笑うこと、歩くこと、話すことを学ぶ。人格の発達のようなより複雑な適応行動でさえもひとりでに生じる。子どもは適応性があって、しかも多くの場合その程度はかなりのものである。ひどい虐待や極端な遺伝的特徴がなければ、子どもは大丈夫だろう。教育目的の音楽やゲームは十億ドル産業と言われ、一部の親は自分たちの子どもに特別食を与えて、その成長をコントロールしようとしているが、立体的作業や注意時間、手・目協調運動の進歩のような行動変化に関する長期間の追跡研究は稀か、まったく存在していない。人は自分の子どもを優しく育て、ストレスのないようにしようとするが、これはまったくばかげている。子どもを育て上げた親なら誰でも知っているように、親の考えたとおりに育った子どもなどいないし、子どもがどのような大人になるかコントロールしてもその効果は微々たるものでしかない。同僚の児童神経医学者も同じことを言っていた。もしもあなたがひどく台無しにしてしまわなければ、子どもはなろうとしている道を歩んでそのようになっていく。

自分の脳スキャン画像と一族の歴史とを知ってから、発達における環境の役割というものを考えるようになったが、それこそがおそらくは私が入獄せずに済んでいる主な要因で、サイコパシーについての私の理論にとっても意味あることであった。サイコパシーのすべての症状をカバーするような適切な包括的説明というものがなかったし、一方では問題の一つはサイコパスがもっている特徴は他の障害でも存在するということであった。適切な一つのモデルにまとめることは、私たちの研究室や他の研究室、臨床教室から得られた私の三〇年の知識の集積如何に掛かっており、ここには統合失調症からうつ病、双極性障害、嗜癖やパーソナリティ障害にいたるまでの脳機能障害の外見上は多彩な事例が集められていた。

とうとう、二〇〇六年の日曜日のある日、サイコパシーの説明理論についての私の考えが一挙に、ひらめいた。それはバーボンウイスキーを飲み過ぎて二日酔いを覚ますためにジャグジー風呂に入って、ニューヨークタイムズのクロスワードパズルをしていた時であった。答えを見つけようと格闘し、一息入れようと周りを見た。裏庭に目をやると、三脚の庭用木製椅子が目に映った。これは母親が週末にわが家にやってきて、料理したり、座ったり、栽培しているゼラニウムを剪定《せんてい》する際に彼女が使用しているものだった。ゼラニウムを剪定してやることが花を元気にすることから、育児の重要性を思い起こした。植物にあまりにも外傷を与えすぎるとその生長の息の根を止めてしまうし、刺激が少なすぎると生気のない植物が育ってしまうが、適切な量のストレスと世話によって、見事に開花する。この短い時間の観察によって、サイコパシーの病因に関するうまい説明をしてくれる要因が一挙に頭に浮かんだ。この朝私の心の目に映ったのは、三本脚の椅子にヒントを得た、三つの要因で、いかにこれらが相互に作用するかということの考えであった。これがサイコパシーに関する私の新理論の基礎となった。

以上が私の考えついたいきさつで、三本の脚とは、①前頭前野皮質眼窩部と側頭葉前部、扁桃体の異常なほどの機能低下、②いくつかの遺伝子のハイリスクな変異体、このもっとも有名なのが戦士の遺伝子、③幼少期早期の精神的、身体的、あるいは性的虐待、以上である。

私にはこの早期の虐待が欠けていたので、その後の数年間は、講演ではそのように話もしていたが、私はサイコパスたちには入っていないということを確信していた。同僚たちが折に触れて語ったように、私の他の面では適応の良い行動（あるいは私がそう思っている行動）は時には受け入れられないものであった。しかしこれらの同僚たちは私のしたことに立腹していたり、私のちょっとした成功や世間的注目を妬んでいたり、過剰に考えすぎているからそういっているにすぎないと私は思っていた。

しかし、実際はそうではなかった、のだ。

第六章　表沙汰

二〇〇六年から二〇〇八年にかけて私は遺伝学的研究に集中していたが、時にはサイコパシーについて講演もし、私の「三脚スツール」（Three-Legged Stool）理論を磨き上げていた。二〇〇八年に私のビジネスパートナーの一人が二月に開催されるＴＥＤとして知られている技術、娯楽、そしてデザインの会議（Technology, Entertainment, and Design Conference）に出てみないか、と勧めてくれた。私はＴＥＤの主催者側から前もって参加は依頼されてはいなかった。ＴＥＤ会議の一週間前に、運営者側から話す予定のない参加者に何か個人的な話ができる者がいないかどうか、打診があった。というのも招待スピーチには一八分のフルタイムのスピーチが用意されているだけでなく、二三分のより簡単な短いスピーチや、七～九分の中時間のスピーチも予定されていた。私の内なるリジー・アンドリュー・ボーデン[1]と脳スキャン画像の物語は興味を引くだろうと思い、九分間のスピーチを受け持った。準備のため

（1）前出：著者の家系につながる一人、Lizzie Borden は、アメリカ合衆国マサチューセッツ州フォールリバーで一八九二年八月四日に発生した実父と継母の斧による惨殺事件の中心人物となったニューイングランドの女性。事件とその後の裁判や過熱報道はよく知られており、アメリカの大衆文化や犯罪学に大きな影響を与えた。

に数日を要した。私は議論するに足る根拠のある遺伝学的データを持っていたわけではなかったが、三脚スツールの少なくとも二脚について話はできた。つまり脳の異常と幼少期の虐待の影響に関してである。長いそして多彩な殺人の一族の歴史に基づいた私自身の遺伝子に関しても推論めいたことを少しは話ができると踏んだ。

そこでその話の中で私は、その当時サイコパシー性殺人者の脳についての私が知っていた一般的事柄について論じた。また戦士の遺伝子と幼少時期早期の虐待体験とを結ぶつけたアヴシャロム・カスピの研究室からの発表をも紹介した。

私がまた簡単に触れたのは暴力の世代間連鎖の機序で、つまり、幼児が三世代以上社会的暴力を体験すると、暴力の率が高まり、好戦的な戦士文化になってしまう危険性がある。この論理を推し進めて、推量してみたが、慢性的暴力の地域では女性がつきあって一緒になる男性とは彼女たちを一番よく守れる者で、それは攻撃性と関連する遺伝子をもっとも多く所有している男子たちである可能性が一番強い。数世代を経ると攻撃性に関連する遺伝子の比率は集積しはじめ、こうして三〜四世代後には社会内に格別に攻撃的な集団が形成されるようになるかもしれない。このことが意味していることは、社会的対立の政治的、宗教的、文化的、経済的、そして社会的原因がある日たとえ消失しても、攻撃性に関連する遺伝子が特別高く集積している人々の文化は幾世紀も持続しうるということである。話の中で、私はこの地名を挙げなかったが、これらの地域に含まれるのが、ガザ地区、ダルフール〈スーダン西部〉、ヨルダン川西岸地区、グアテマラとコロンビアの諸地域、そして米国諸都市の下町地区である。

ＴＥＤでの発表の最後のところで、私とコーネル家系との繋がりに触れた。この発表の前の晩に自分の家系について話をすることに決めていた。というのも話をもっとおもしろいものにしたかったし、脳と遺伝との関係だけを話つづけるだけでは科学者でない聴衆にとってあまりにも味気なく、専門的すぎると思っていた。自分の家系についての個人的情報を公開してしまうことにはためらいもあったが、家族全員がそれはかまわないと賛成してくれた。

数カ月後に、ＴＥＤでの発表がある夕方ＹｏｕＴｕｂｅに投稿された〈これは現在、二〇一四年八月時点でも閲覧可能である〉。翌朝われわれの研究室技術員が語ってくれたことには、この録画には既に二三二八五回のアクセスがあった。数カ月前に放送に署名し同意はしたが、それが投稿されるとは思ってもいなかったので、開会パーティでしこたま酔っているうちに、そのことも忘れてしまっていた。サイコパシー性殺人者というキーワードがいかに興味をかき立てるか、予想外であった。この録画像の流れた後の数週間、数年間に私の家族が体験した驚きはこれで最後とはならなかった。私の家族の生活が公けになってしまった。

八月後半の数日間に私は二つのｅメールを受け取り、二つの電話があった。これらは「ウォールストリート・ジャーナル」の科学部主任ゴータム・ネイクからと、ＣＢＳ放送局のテレビ犯罪シリーズ、「犯罪者のこころ」（Criminal Minds）の主任プロデューサー兼作家のサイモン・ミレンからで、二人ともＴＥＤで彼らが観たいくつかの側面をさらに深く追跡したいと望んでいた。電話とｅメールで幾度か打ち合わせをし、この二人の紳士は飲み込みが早く、少なくとも私の大学の同僚たちと同じくらいに賢明であった。しかし私の知っているこれら同僚たちとは違って、二人の動きは素早かった。

ゴータム・ネイクは十月後半にニューヨークから南カリフォルニアに飛来する手はずを整え、私の家族たち、私と幾日か一緒に私の自宅、研究室、そしてロスの野球試合で過ごすことになった。彼は私の家系図と攻撃性の遺伝的基盤について書くことを計画していた。

野球の試合の間、救援投手のブライアン・フェンテスを私は指さし、彼は殺人者の本能をもっておらず、おそらく戦士の遺伝子がない、と話した。ゴータムが語ったのは、彼の出身地の南インドは独自の地域で、攻撃を受けたことは稀なので、住民は従順で、戦士の遺伝子の集積は低いのではないか、ということであった。さらに彼は、インドはオリンピックでメダルを取ったことがないのは、国全体がブライアンのような人ばかりだからであったと語った。

ゴータムが確信をもって私を説得したことには、家族の遺伝子データが揃ったならば、それは、コーネル家系統樹に連なる分枝であるということに関して、否定しようもない挿話をもたらす重要な鍵となるであろう、ということであった。こうして一月かけて、私のイタリア人共同研究者で友人のファビオ・マッキアルディが家族のいくつかのDNA分析を最初に行った。この同僚はGWASつまりゲノムワイド関連解析（genome-wide association study）を採用した。家族の各人に対して、該当する遺伝子に関連するDNAの何十万という断片をこの検査は分析したのだが、これらの中にはMAOA戦士の遺伝子も入っている攻撃性に関連する二〇ばかりの遺伝子も含まれていた。

その結果がでた。家族のほとんど全員が戦士の遺伝子をもっていた。攻撃性の他の遺伝子に関しては、私の家族はその半分かこれに満たない数を有していた。私自身はほとんど満額回答に近かった。しかし、現実には何もないので、このことに私はたじろぎはしなかった。私の脳スキャン画像の時のように、私は笑い飛ばした。私は自説のスツール・モデルの第三の脚を有してはいないことを知っていたからである。

ゴータムの論説とビデオは私の脳スキャン画像と遺伝子分析の結果を暴露したもので、「ウォールストリート・ジャーナル」誌の二〇〇九年十一月三十日の第一ページを、次のような挑発的なタイトルで飾った。それは、「ジム・ファロンのこころには何が起きているのか? ついに明かされた殺人という家族の秘密――家系調査で殺人者の特性を探求する一人の科学者に自然がもたらした悪戯」というものであった。

一方サイモン・ミレンもまたゴータムと同じ日に私と接触してきた。一週間以内に彼は「犯罪者のこころ」(「出し抜かれた者」(“Outfoxed”))の一連の筋書きを既に完了させていた。私は、彼が会談の第二回目に話したことが理解できなかった。TEDで私が話した科学上の仮説と、幼児でさえもサイコパシー性殺人者になる高い危険性を基本的にもつというエピソードのある連続殺人者の筋書きとを彼は既に合体させていた。バルカン半島諸国民の幾十年、幾世紀に及び暴力が幾世代にもわたる暴力をいかに引き起こし、連続殺人者を形成しているのかという形で私の考えを理解しようとしていた。彼が話してくれたことには、一人の女性が連続殺人者と判明したが、彼女は予想に反して、二つのX染色体双方にハイリスクのMAOA遺伝子変異体をもっており、若いときにひどい暴力を受けていた。この筋書きを書き終えようとしたとき、サイモンはTEDの画像を見たが、それも一度きりで、そして話の筋書きを徹夜で書き上げた。このようなことがわかった時、テレビ界は馬鹿ばかりといったことは二度と口にしまいと思った。テレビ界の天才の一人に私は出会ったのであった。

テレビの連中が例のエピソードを撮影したとき、講義教室で彼らは私に眼窩皮質と戦士の遺伝子を説明する演技をさせた。この聴衆の中に犯罪事件解決のために神経科学を応用しようとしていた捜査官たちの一人がいた。私は俳優ではないが、カメラは気にはならない方である。覚えているのは撮影カメラのレンズに映る自分の姿を眺めながら、「私はお前だ」と思っていた。その意味は私は自分の演技の支配下にあり、こうして私はカメラであり、撮影者であり、聴衆であった。それは私のナルチシズムであったろう。大勢を前に私は高揚し、エネルギーは自己増殖するものである。それは私にとってドラッグのようなものである。一九七八年のあるとき、腎臓について講義を始めたが、四時間続いた。最後は聴衆は総立ちで拍手喝采を受けた。会話でもそうで、私の家族は私に自分で制限を設けることを教えねばならなかった。私の娘のタラがそわそわしたり、妻が目をぐるぐる回したりすると、それが終了の合図であった。

サイモンの「犯罪者のこころ」の番組とゴータムの「ウォールストリート・ジャーナル」の論説とが共に作用して、水門を開け放った。その時から二〇一〇、二〇一一、そして二〇一二年と、私は世界中のテレビやラジオで一二〇回以上ものインタビューの依頼を受けたが、サイコパシーの科学的研究成果に焦点を絞りたかったので、自分と自分の家族に関して話すことを制限しようとしても、誰もが例の個人的物語を聞きたがった。

このようなマスコミ報道全体のもっとも困った点は、私が身内に異常な、暴力的人間の系譜につながっているということを全世界が今や知ることとなったという事態ではなく、私たちが何者になるのかが仕組まれているという生涯にわたる私の理論に反する生き証人になったということであった。あらゆる類いの攻撃的で奇妙な行動に関連するハイリスク遺伝子変異体をあまりにも多く私が受け継いでいて、私の脳は死刑直後に監獄から出てきたばかりの脳であるかのように見えるが、私は明らかに暴力的ではないという考えは私を満足させてきたが、そうではなくなった。私は何十年も遺伝的決定論を唱えてきていた。もし遺伝子と脳の器質的状態が機能を決定しているなら、私はまさしく暴力的人間になければならないという私の考えは実際には私はそうではないという事実を考慮すると、氏と育ちの判定において双方を平等に認める神経科学の私の同僚たちの面前で、私は自己の誤りを大いに認めることになるということを意味していた。これは愉快なことではなくなりそうであった。しかし、同僚たちからのからかいや、嫌みな目つき、冷笑などは私の面前ではいささかもなかった。事態はもっと悪かった。同僚たちは私と接触しても、そんな私の説などはてんで気になどしていなかったのだ。

「ジム」と、私の友人のサマンサが言ってきた。「あなたのＴＥＤでのスピーチのビデオを観たのだけれども、あなたの眼窩皮質と側頭葉腹側は完全に点灯していないの？」ＰＥＴスキャン検査では活動性の欠如は脳実質が欠落しているように見えるので、同僚の神経科学者ジェフリーが言ってきたことには、「よう、お前のあそこは空っぽで、脳室が大きいのかい？」と、脳液が満たされている室について触れながら、「そんなに多くが溜まっていて、びっくりしないのかい？」と言ってきた。もちろん、私は驚きはしなかった。他の同僚たちが注目したことは、私の前頭葉と側頭葉の半分、下部ないし腹側の活動があまりにも低いので、サイコパスの中でもより犯罪的特徴の強い、反社会性パーソナリティ障害の重篤例の脳を私がもっているように思えるほどであった点である。

このような脳をもった者は共感性が極めて乏しく、情緒的レベルで他人との結びつきができない。このような脳は普通の人間ならもっている倫理感や道徳心を人間関係においてまったく発揮できない。

しかしイェール大学時代からの旧友で、前頭前葉の世界における指導的専門家になっていたアミー・

アルンステン博士が私のスピーチを観て、別の仮説を抱いた。彼女が私に話してくれたことには、私は5‐HT2Aと呼ばれるセロトニン受容体を大量に産生する遺伝子変異体を有している可能性があると言うのであった（私が自分のGWASの結果を受け取った時に彼女が正しいことが判明した）。5‐HTは化学名の略称で、セロトニン、つまりは「5‐ハイドロキシトリプタミン（5-hydroxytryptamine）を意味している。受容体の数字2はセロトニン受容体群の第二族を意味している。命名の複雑さは歴史的、分類学的背景を有していて、少なくとも三〇の5‐HT受容体型が現在知られている。言葉の上でも科学的観点からもさらに悪いことには、これらセロトニン受容体のコードを担っている一三の遺伝子の各々の中で、各遺伝子に多くの変異体が存在している。このことが意味することには、人が遺伝される5‐HT2A遺伝子変異体はその基本的仕事を果たす際に多少なりとも性能に違いがあるタンパク質のコードを担っている。この場合の仕事とは、一つの受容体タンパク質になることで、これがその間隙にセロトニン分子を掴み取る、または「結合する」のである。アミーに言わせれば、私は5‐HT2A遺伝子のむしろ高性能型を遺伝的に受け継いだ可能性がある。そして道徳心や抑制に関係する脳の部位である眼窩前頭前皮質を5‐HT2A受容体群は消灯させるので、遺伝的に私が受け継いだ可能性のあるこの高性能型遺伝子変異体が眼窩皮質をほとんど完全に消灯させることになる。以上が私の脳スキャン画像を説明してくれている。

それはどういう意味なのか？　なるほどこの友人は私をかなりよく知っているし、彼女の話では、この遺伝的脳機能パターンは享楽者、言い換えれば快楽主義者、社交家のものと一致している。こういう人はまた魅力的で、親しみやすく、親切で、信用さえでき、誰とでもつきあえる人と思われることを信条にしており、元気がよく、カリスマでさえありうる。このような人は信頼感をかもしだしている。彼ないし彼女は友達にしたい人間、一緒にいたい人間、頭が良くて、当意即妙の受け答えができ、お近づきになりたい人間である。要するに親しみやすいように思える人間である。

こうして説明可能な領域は遺伝、脳回路、行動の諸水準で急速に拡大していった。もし私が5-ＨＴ２Ａ受容体遺伝子の相対的に稀な変異体ないし対立因子をもっているなら、このことは私のＰＥＴスキャン画像と行動とを説明する手助けとなるかもしれなかった。しかしこの同じ変異体は視覚皮質をも消灯させるのに、このことが私のＰＥＴスキャン画像には認められず、私の側頭葉前部の活動性欠如はこの遺伝子変異体とは実際には一致していなかった。さまざまな脳領域を点灯したり、消灯する別のセロトニン受容体が存在し、さらには視覚皮質と側頭葉のこのパターンを相殺してしまう別のセロトニン受容体の他の変異体を私がもっているかもしれなかった（実際そうであることが判明した）。

二〇一〇年に「ディスカバリーチャンネル」のプロデューサーが電話をかけてきて――この番組のスタッフは番組のために時々電話をしてきていたのだが――、この年に私が進めている計画を尋ね、私を追っかけて何か撮影できないかと言ってきた。そこで、モロッコの砂漠の奥深く行って、これまで検査を受けなかったり、検査中の住民の遺伝子と行動調査をする私たちの計画している研究プロジェクト「メドジーン（MedGene）」の一部として、遊牧民のベルベル人とベドウィン人に面接し、データを集めるという話を彼らにした。彼らは機上の人となり、さらによいことには、資金の提供を申し出てくれた。ファビオと私はマラケシ〈モロッコの都市〉で開催された社会精神医学世界大会[2]にまず参加した。そこで、私たちはこれらの先住民を検査するためにサハラ砂漠に行く許可を貰った。アルジェリア、チュニジア、リビア、モロッコ、エジプトそしてパレスチナの遺伝学・疫学精神医学者たちとの協力関係を構築し、世代間暴力についての私のアイデアを部分的にだが吟味することを開始できた。私の息子のジェームス（彼は私の「研究技術員」であった）と私は十一月に一週間以上もディスカバリーの番組スタッフと一緒に撮影を行った。この後ジェームスはマラケシのカフェに行き、私はこの町の他のところに出かけた。その一週間ばかり後に、一人のテロリストがこのカフェを爆弾で吹き飛ばした。「アラブの春」もおかしな具合になり、私たちのプロジェクトはそれ以来保留されたままである。

しかし番組に必要なデータは入手できた。通訳者を雇って、各部族民に面接し、ジェームスは唾液を小瓶に採集し、冷凍し、後に遺伝子検査にかけた。これら遊牧民は四世代遡っても記憶に残るようないかなる殺人もなく、そこで私たちが立てた仮説は、平和な社会を彼らが送るには戦士の遺伝子は阻害となるので、彼らには戦士の遺伝子の発生率が低いだろう、ということである。コーカサス人ではX染色体の約三〇パーセントがハイリスクのMAOA対立遺伝子を有していた。この比率はアフリカ人や中国人、マオリ人〈ニュージーランド先住民〉よりもかなり高い。これらの人種差に関しては異論が多かった。そしてこれら遊牧民部族は私たちに運命を託した。このアラブ民族――たとえばベドウィン族――はより高い遺伝子の集積が認められたら、どういうことになったのであろうか？　両部族のこの比率は三〇パーセントより低いと私たちは予想していた。

私たちは間違っていた。比率は三〇パーセントほどで、欧州人や北米人とちょうど同じくらいであった。私が予期していた以上に環境がより重要な役割を果たしている可能性があるように思われた。砂漠の過酷な条件においては、生き抜くためには協力しあわなければならない。もしも暴力的であると、追放され、一人で生きていかねばならず、それは死を意味している。この場合では、人々の攻撃性を抑制しているのは遺伝ではなく、周囲の文化的行動の取り入れなのである。氏より育ちなのである。私たちの行動の八〇パーセントがＤＮＡで説明されるという私の信念には他からも小さいながら打撃が与えられた。

二〇一一年に私はサイコパシーや暴力、虐待や専制、そして私自身の脳について再び考えを巡らしていた。そして、大学入学前には道徳的で行いもあれほどよかったように見えていたのに、その後別人のようになってしまった理由を私は理解しはじめた。

私が強迫性障害を発症し、強い宗教性と奇矯な観念を体験した思春期に私の脳に起こったように思えることは私の腹側前頭前皮質ストリーム回路の過剰活動であった。倫理性、道徳心の私の強迫症状と高度の注意集中とは眼窩前頭前皮質と前頭前皮質腹内側部の機能亢進の徴候である。倫理性や道徳心、公平さに極めて意識が敏感になるのは前思春期の少年にとって普通のことである。しかし子どもが青年期に入ると前頭前システムの背側部神経回路が次第に成熟し始めるために、一部の子どもの情動性や過剰な道徳心は、冷静な論理、推論、計画、そして生活上の実践的機能を遂行するこの背側部の神経回路によって押さえられるようになる。腹側から背側神経回路へのこの切り替えは熱い、感情的で道徳に基盤を置く思考や感情を青年期の終わり頃にはより成熟した論理的合理化へと転換させる。二十五歳頃までには、

（2）この国際学会世界大会は四年に一回開催され、神戸、プラハ大会に次いで二〇一〇年十月にマラケシで開催された。訳者も組織委員などとしてこれらの国際大会に参加していた。

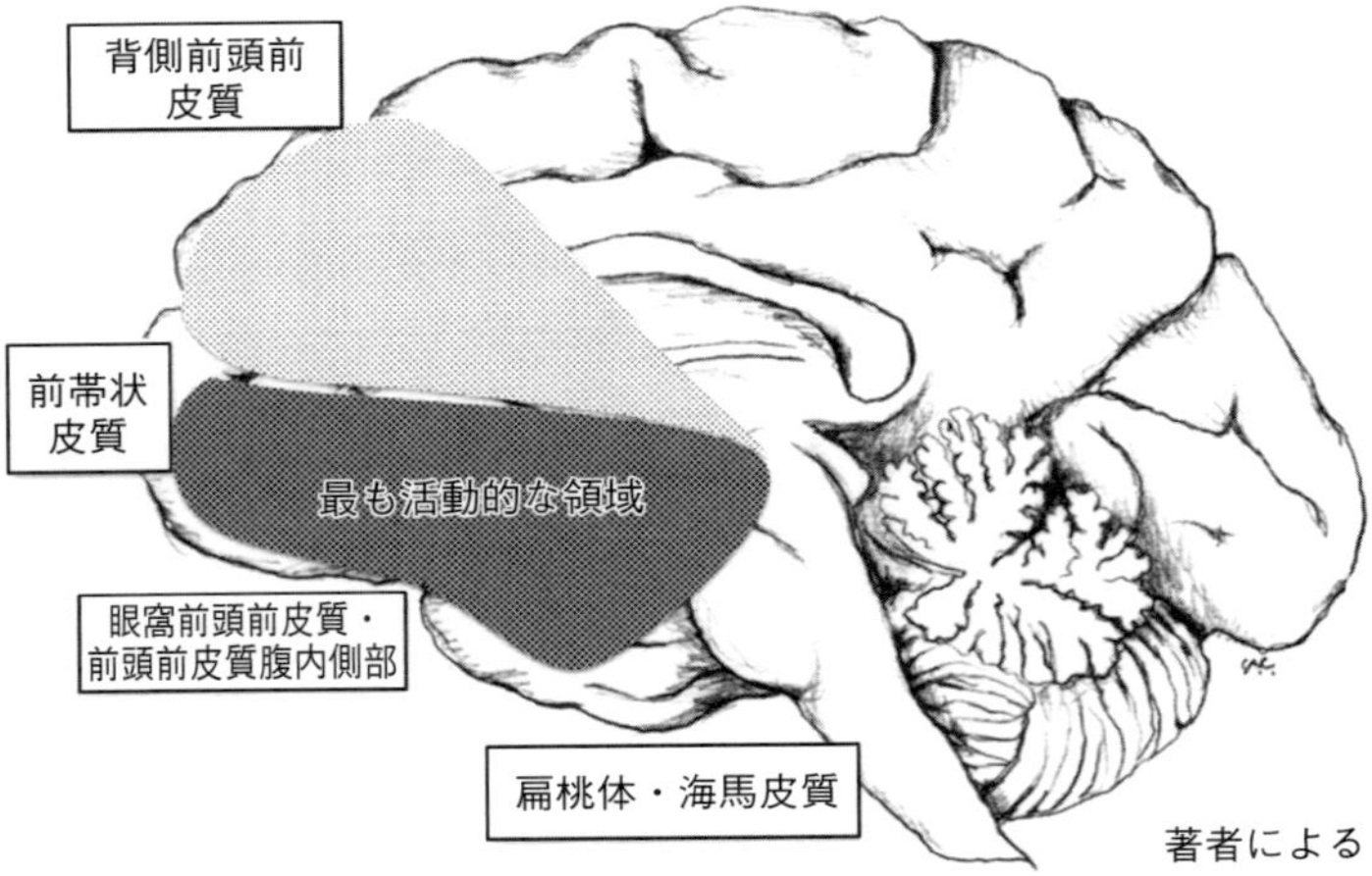

著者による

図 6A　未成熟な前頭前システム。前思春期小児の前頭前皮質の正常な活動で，腹側部ストリーム回路は高度に成熟し，活動性は高いことを示し（暗い灰色部分），背側部ストリーム回路は成熟度は低く，活動性も低い（明るい灰色部分）

行きつ戻りつしながらも、感情と理性の均衡は最終的には成熟したものとなる。

思うに、私の場合には背側前頭前皮質ストリームへの「上向き」の正常なスイッチの切り替えが私が十代後半に当然起きた時に、それが点灯し、腹側のシステムが消灯し、それ以降私の人生は私の前頭前皮質が「上向」（up）の態勢をとったままで、感情的、道徳的な腹側の機能を犠牲にして、私の冷たい認知技能を大きく増大させている。私が二十歳台のときには，本来そうあるべきバランスの釣り合いが一度もとれることがなかった。この背側部ストリームの冷たい認知機能全体が隆盛となる一方で、腹側部の回路を犠牲にしているように思われた。社交的であり続けてはいたが、私には対人関係のスキルと他人の大半への共感が欠如していた（この問題につ

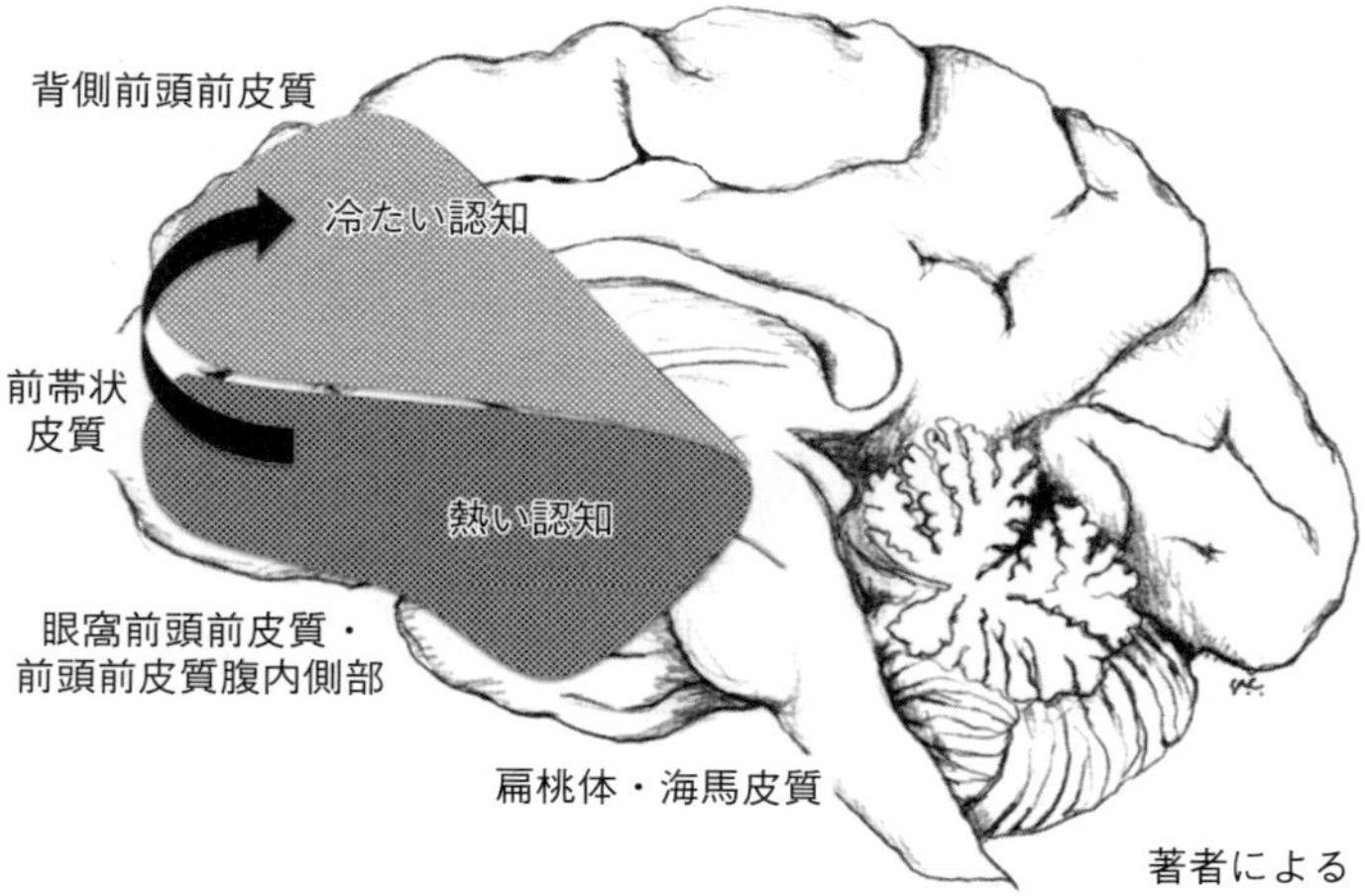

図6B　成熟しつつある（スイッチが入れられた）十代の前頭前システム。青年期前期と中期の前頭前皮質の正常な成熟段階で，背側部ストリーム回路の成熟とこれに伴う冷たい認知が生じてきている。

いては次章でもう一度触れることにしたい）。

私の脳に起こったことは私の思春期と十代前半時代頃に私の腹側前頭前皮質は同じ年代の子どもに正常に存在している以上により活発であったということであろう。これが強迫症、高度の宗教性、高い注意集中を生み出し、その発達段階において私はまさしくこれらの症状を呈していた。私の青年時代後期になって、背側部回路を増強するようにスイッチが入り、前頭前皮質のバランスに変動が生まれ、これまで以外のことが起こった。おそらくは私の前帯状皮質のスイッチの不具合のせいで、背側と腹側のシステムに均衡は生じなかった。私が十代後半時代に、私の腹側システムは過剰に休止し、背側システムは機能高進を起こしてしまった可能性がある。行動の面で、このことが私の特性である鋭い実行力と情動的感受性の平板化とをもたらしたの

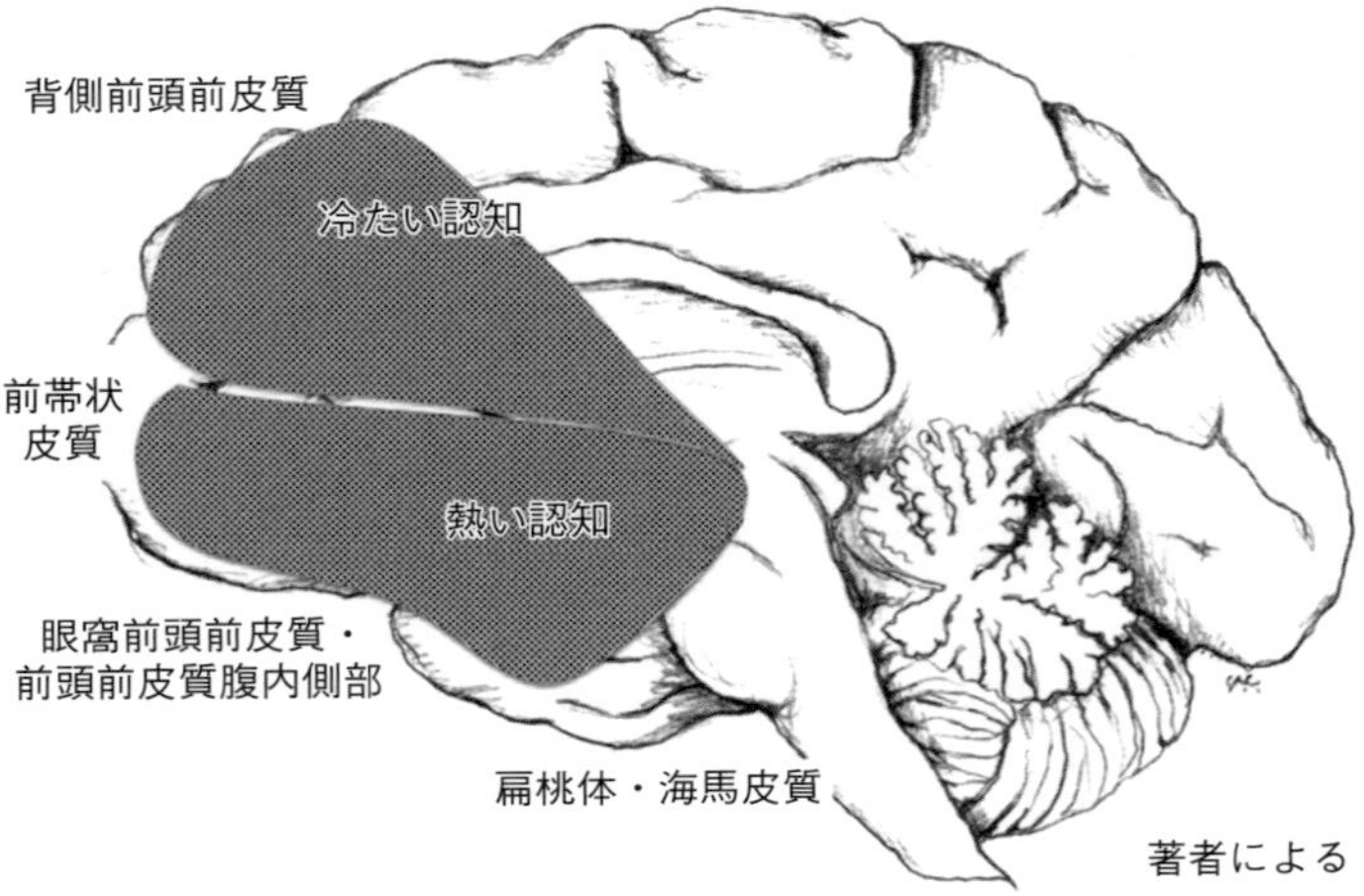

図6C　均衡状態にある成熟した成人の前頭前システム。青年期後期と成人前期の前頭前皮質の正常な成熟段階で，腹側部と背側部回路の均衡状態を示している。

かもしれない。

図6Eの私の成人PETスキャン画像を観てほしいが、これは私の前頭葉の不均衡状態を示している。これによって、なぜ私の感情は押し黙ったままで、私の対人関係の基盤にあるのが、普通の人よりはるかに強い冷たい認知と公平性であるのかということが、説明される。

こうして冷たい認知と計画立案に関与する私の背側システムがもしも大学時代途中から支配的になっていたとすると、私が粗暴な男になったのが、なぜその時であったのだろうか？　私は常にクラスの道化者であり、欲望や快楽に動かされるような男であった。しかし私は自分が物事に溺れやすいことを知っていて、自制していた。今や私が知ったことは、自分の義務を遂行することを可能とするこの背側システムの能力によって、仲間と集い、

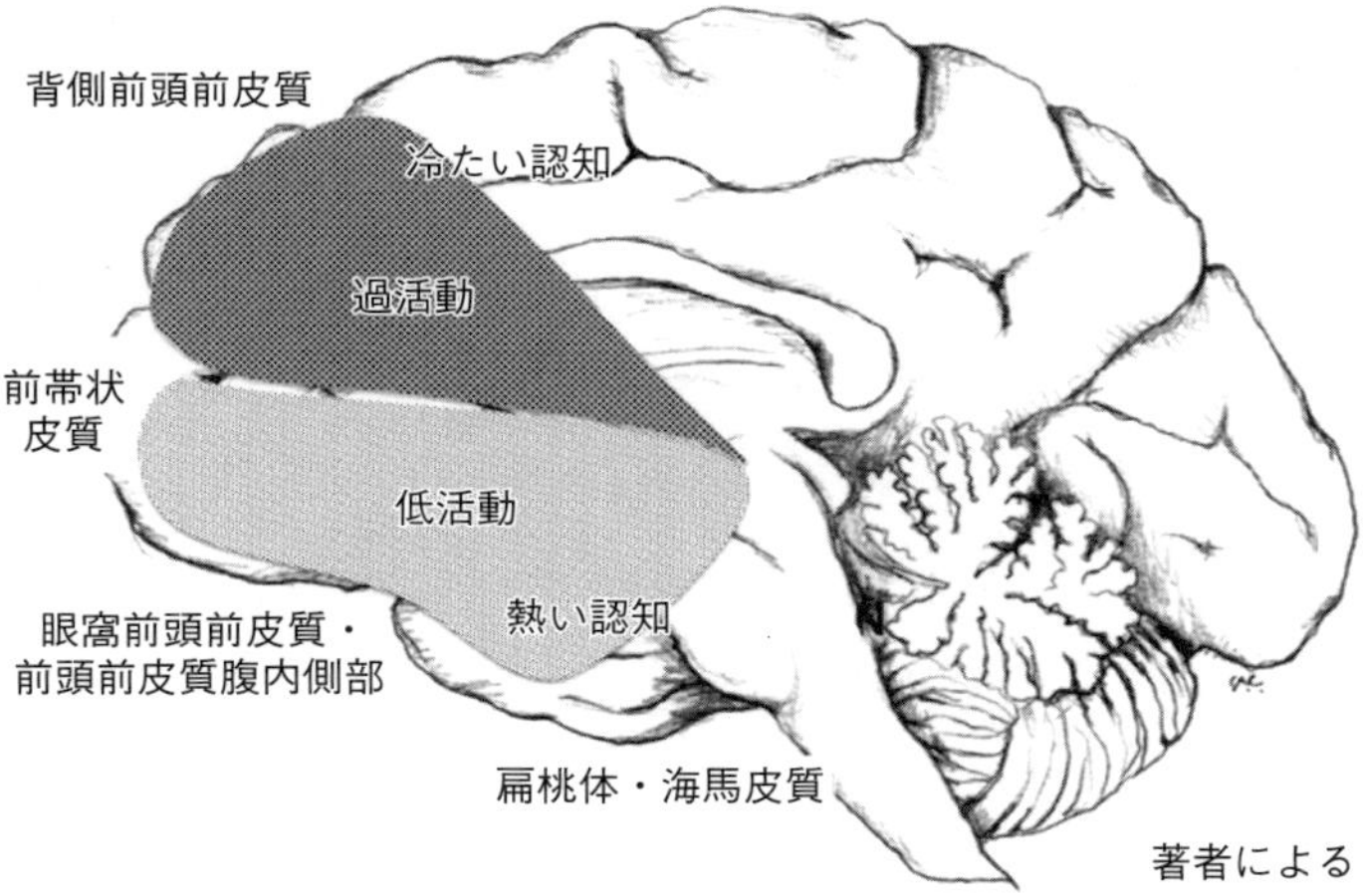

図6D　過剰に代償された成人の前頭前システム。腹側部から均衡の取れた腹側・背側前頭前システムへの切り替え（スイッチング）の後に，均衡が崩れている。

従来通りに物事をうまく処理できるということであった。しかし、私は自分を抑止するための眼窩部や腹側部が関わっている道徳システムをもってはいなかった。

二〇一三年のはじめに、自分の脳の他の一面を理解するようになった。ルービックキューブをモデルにして、注意から記憶、言語、情動や道徳心に至る行動の基盤を形成しているさまざまな脳回路を私は論じた。意識的思考や感情についての私たちの体験をいかにしてニューロンが生み出しているのか――意識の哲学的問題――を説明するような洞察を誰もまだ提示していない一方で、脳の回路という見解は認知に関していくつかの説明を提供しており、遺伝学、神経薬理学、そして構造的、機能的脳スキャン検査から得たデータを組織化することを可能としている。

さまざまな機能の回路において私たちが反

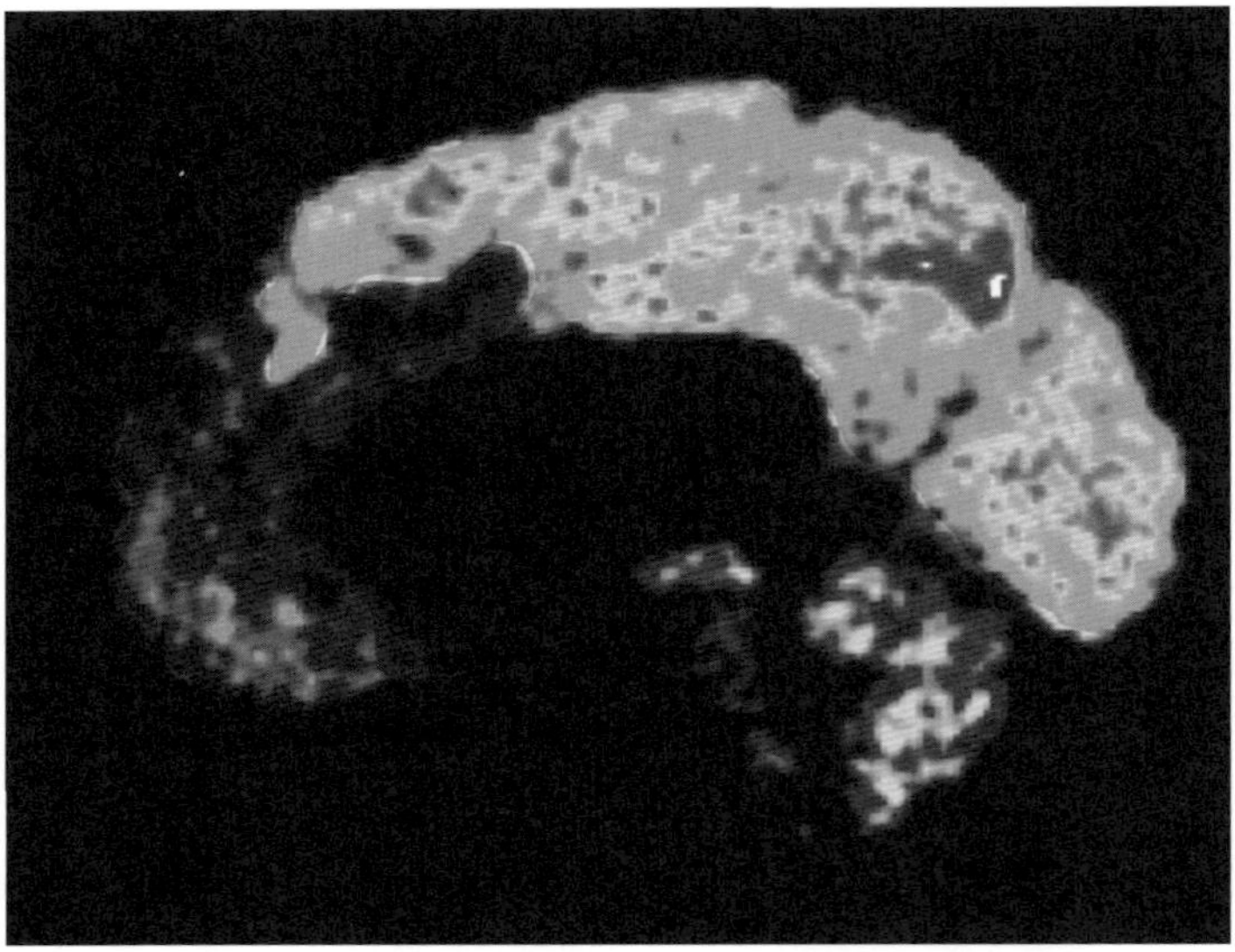

図 6E　私の PET スキャン画像

復して観測できるものは、知覚や情動性のような一般的機能すべてにおいて、二つの競合する、あるいは相互に抑制しあう回路が作動していることである。本書において著者が重視してきたことは、恐怖や不安、攻撃性や快感のような基本的欲動を仲介している扁桃体のような辺縁系と、眼窩前頭前皮質・前頭前皮質腹内側部との間の競合的相互作用であった。後者はこれらの扁桃体の欲動を抑制しその最上級の水準では倫理性や道徳心に関連する行動を支えているように思われる。

図６Ｆに示されている脳の図において、眼窩・腹内側部皮質は斜線領域であり、扁桃皮質は黒い菱形でモザイク模様で示されている。これら二つの領域は直接相互につながっており、破線の矢印で示されているように相互に抑制しあっている。これ

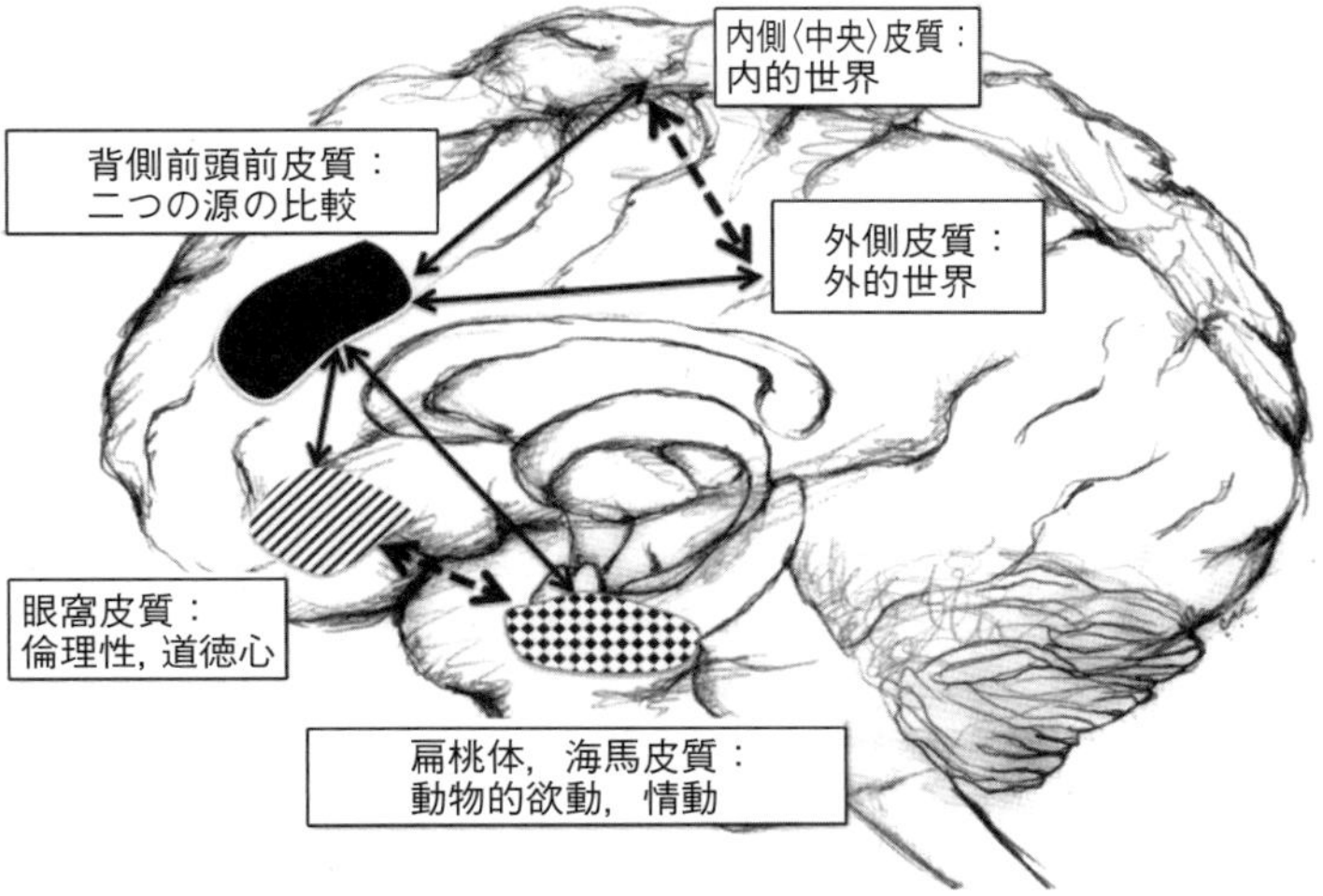

図6F　背側前頭前皮質によって知覚される二つの源

ら二つの領域からの出力の一部は基底核運動領野、脳幹のセロトニンやドーパミン細胞（これは図示されてはいない）へと下降のストリームとして送られ、他の一部は黒く塗りつぶされて図示されている背側前頭前皮質へも送られている。正確には誰もその機序がわかっていないことだが、どうにかして、意識的思考に重要な背側前頭前皮質はさきほどの二つの領域からの出力されたものを比較し、特定の瞬間にいかに振る舞うべきか、振る舞わないべきかを意識的に「決断する」。この背側部は扁桃体回路由来の情動的、動物的欲動と、眼窩・腹内側部皮質回路由来の社会的、倫理的文脈とを比較する。辺縁皮質を結合しているこれら二つの区画は重要な人間的要素である共感性を与えることによって、この比較、決断の過程を手助けしている。

　精神分析の言葉で、他にこの過程を眺める仕方はエゴ（背側前頭前皮質）がイド（扁桃体）

と超自我（眼窩・腹内側部皮質）との争いに調停を下している。脳を機械とみなすこのような還元論に立てば、欲動と社会的文脈との間の葛藤という二元的性格を背側前頭前皮質は「眺め」、そして決定を下している。

私たちのルービックキューブ的脳の前掲図において示されているもう一つ別の第二の二元的回路がある。これに含まれている一方の回路は私たちの外界と私たちとを結びつけている外界感覚・運動界をモニターしている。この回路は、脳の左右両半球の外側新皮質区画に位置している。この回路は私たち自身と他人の情動をモニターする働きをしている二つの半球間の内側中央部の皮質帯にあるもう一方の回路と相互に抑制しあっている。後者は、私たちが白昼夢にふけり、外界に注意を意識的に向けていない時にもっとも活発になるもので、「デフォルト（初期設定）モード・ネットワーク」とも重なっている。扁桃体や島皮質と同じく、その機能は明示的なものではなく、暗黙的なものである。つまりこれが機能しているなどとは私たちが気づくことはそうはない。図6Fに示したように、物的世界と情動世界をモニターしているこの二つの回路もまた相互に抑制的で、さらには双方の回路は背側前頭前皮質とも結合しており、その時点で注意を払うべきもっとも重要な世界はどちらか、ということ決定することに役立っている。この回路は私たちの意識世界の第二の二元性を構成している。

私たちの話ととくに関係していることだが、脳底部の二元的回路の腹側・眼窩部と扁桃体回路と前述した正中線回路〈情動世界の内側中央部皮質の回路〉はサイコパスでは活動性が低下している。(3) このことはサイコパスの脳一般と私自身の脳において明確である。

このことはサイコパスの行動と態度においてどのように現れているのだろうか？　二〇一二年の後半

に、ケース・ウェスタン・リザーブ大学[4]のアンソニー・ジャックが確信をもって示したことには、正中線（情動的）と外側部（物的）回路の間には相互に抑止的な作用を及ぼしあっている。彼はその後二〇一三年にまさにこの外側対正中線の二元論の特性をもちいて私たちの脳は現実を眺めるやりかたを規定しているという仮説を展開した。これらの拮抗する回路という考え方では、外界の物的世界と思考と感情の世界とは別のこととみなされ、これら二つの知覚に対する異なった「感じ」（feel）によって、心・身、物的世界と心的世界という私たちの二元論的見方が生み出される。このことによってなぜ私たちが意識を脳以上の何かほかのものとみなし、なぜ魂の存在を信じるのか、ということが説明される。

ジャックの説明は洞察に富んでいるというだけでなく、私自身の人生の神秘を再検討してみる手助けともなった。彼は二元論を検討する新しい道を提示してくれていて、二元論の問題そのものを理解しない人々が存在しているということまで主張するようになった。

過去四〇年間の自分の学究生活において少しばかり興味深いのは、二元論について本を読み、他の人たちと議論してきたことである。しかし私の人生にとって、これがそもそも何を問題としているのかということを私は理解できなかった。私にとって脳は車のような物的機械であって、こころと感情は車の速度のようなものにすぎない。

トニー・ジャックが見つけた二元論という考えに窮してしまうような人々とはどのような人間なのだ

（3）この点はこの後すぐに本書で詳述されている。
（4）Case Western Reserve University はアメリカ合衆国オハイオ州クリーブランドにある私立工科系総合大学。一九六七年創立。ケース工科大学（一八八〇年創立）とウェスタン・リザーブ大学（一八二六年創立）を前身とする。

ろうか？　サイコパスたちである。私には情動的共感が欠如していること、神や魂そして自由意志の確信を私が放棄してしまったことはすべて関係している可能性がある。

二〇一一年に、ディスカバリーチャンネルの他の番組、「どれくらいあなたは邪悪なのでしょうか？」という探求心を刺激するシリーズの一つに私は関わった。この番組では、イーライ・ロス[5]は、私に彼の脳をスキャンし、彼の遺伝子を検査するよう希望したが、その理由は語らなかった。私は彼を、クエンティン・タランティーノ監督作品『イングロリアス・バスターズ』（二〇〇九）の「ユダヤ人熊」（the Bear Jew）の異名をとる野球バットを振り回すナチ殺害者〈ダニー・ドノウィッツの役〉を演じた俳優としてしか彼を知らなかった。私はイーライと番組スタッフに、検査をする前に、何も知らせてくれるな、と言っておいた。

採血し、これを研究室に送り、ｆＭＲＩスキャン検査を実施した。スキャン検査の間ロスは二つの型の画像を交代で見せられ、脳のどの部分がもっとも活動的、非活動的なのかに関する資料を集めた。中立的画像群は犬とかバラのようなもので、情動的画像群はテロリストや銃で撃たれたり、殴打されていたりしている人から成り立っていた。このデータを分析し、私の同僚のファビオに電話し、「この男は野性的だ。いつでも彼は情動的負荷のかかった場面を観ていて、彼の脳画像の情動領野全体が明るくなっている。彼のこころはおそらくかき乱され、吐き気を催すように彼が感じていること請け合いだね」と語った。しかし自己認知を含む機能（前述した）に関係する正中線領域は消灯していた。こうして、彼は非常に気持ちが動転しているが、自分がどうなっているのか、という自覚がなかった。一方中立的画像は快感領域を点灯させていたが、これは普通では見られない所見であった。遺伝的に判明したことには、彼はオキシトシンとバゾプレシンホルモンが高くなる対立遺伝子を持っていたが、これらのホルモンは人を結びつけるほのぼのとした曖昧模糊とした感情を高めるものである。また彼は自分の家族に強い共感を持っているが――結婚相手にはまことに適した男で――、彼の親しい集団以外には敵対心を持ちやすいことも遺伝検査は示唆していた。ファビオに私はこう言った。「この男は一目置かれる人間だが、彼を怒らせるようなことはしたくないだろう」イーライにこの結果を渡す前に、彼や彼の代理人、プロデューサーに、「この結果を撮影されたいと本当に思っているのかい」と尋ねてみた。彼らはそうだ、ということであったので、彼にこの結果を返した。彼は少し顔面蒼白となったが、結果の意味することには気づいた。放送されなかった会話の中で彼が語ったことだが、彼が最初に見た映画は『エイリアン』で、彼は映画館で嘔吐してしまった。また彼は恐怖映画を観ている時に、自失の状態になる、という。彼は「自分が何をする人間か知っているのかい」と尋ねてきたので、「君は俳優だろう」と私は答えた。「僕の主な仕事はホラー映画のプロデューサー、ディレクター、そして脚本家なんだ」と彼は言った。彼は残虐な映画『ホステル』(6)の責任者〈監督・脚本〉で、この映画は一般に拷問ポルノと言われている。私は「君は自己治療をしてるんだね」と応答した。これらのホラー映画を制作することは一種の暴露療法(7)になっ

(5) Eli Roth（一九七二年四月十八日～）はアメリカ・ボストン出身の映画監督。新世代のホラー映画監督として、注目を集めている。
(6) 二〇〇五年に制作されたアメリカ合衆国のサスペンス・ホラー映画。
(7) 生存者が外傷となる事象についての印象または恐怖症または不安に直面し、治療状況でそれを思い起こす行動療法の一つ。

ている可能性があった。それは恐怖を克服しようと、蜘蛛のようなものに少しずつ接近していくような人間に似ている。

イーライは「僕は人と一緒に仕事をするのが怖いんだ。自分が独裁者になってしまうので。一緒に仕事をしてきた連中が私に始終言ってきたことには、『お前さんは検査を受けなくちゃならないよ。変わり者のサイコパスなんだから』」。しかし彼は他の点では心優しい人である。番組の後に、私たちは私の家に繰り込んだ。「酒は欲しくはないが、ビールを飲ませて欲しい」と彼が言った。「僕は父親に電話しなくちゃならないな、あんたが私に先ほど言ったことを教えてやらなくちゃね」。彼は退職した精神分析家の父親にこう言った。「お父さん、さきほどテレビ番組に出たんだけど、ジムが僕に言ったことはお父さんがいつも言っていたことばかりだったんだ」。それは非常におもしろいことだった。遺伝子とｆＭＲＩに基づいて私は彼の頭の中で起こっていることを私は予測できたということである。それは人を理解するには遺伝学や画像検査が有効ではないという考えに反対するものである。もしこれらの解析道具の一つを手にするならば、多くのことが予測できるとはいえないまでも、これらの道具は非常に強力である。当人の幼少時について情報を得れば、これも有効である。イーライの父親はイーライのバル・ミツバー〈ユダヤ教の一三歳の元服式〉のお祝いの写真を送ってくれたが、お菓子には偽物の血液がふりかけてあった。

イーライの行動を予測した例の番組以外に私は話題となった。いくつかの場合に人が考えていること、さまざまな状況で人を駆り立てているのは何か、ということを実際に当てることができるかもしれない。しかし、これは法廷では危険なものとなりうる。有用な臨床的道具やおもしろい室内ゲームから誰かの生死を決定するまでの間には大きな隔絶がある。刑事裁判でいくつかの事件の相談を受けてきたが、この機材を用いて有罪を決定することは早とちりであろう。このことに対して倫理的には反対をするものではないが、科学的には準備不足である。たとえば、イーライの脳が野性的であっても、彼は犯罪者ではないのである。彼にはまさしく才能ある変わった男というだけである。私が知っている誰かさん〈著者自身〉について言っているようにあなたには聞こえるだろう。

第七章　愛とその他の抽象的概念

ダイアンと私とは、夏休みになるために学校が終わった翌日、一九六〇年六月下旬に出会った。私はルードンヴィル(1)の上流階級の住む地区の端で中程度と思われていた家屋に住んでおり、ダイアンはメナンズ(2)の労働者階級の高級な下町にすんでいて、アルバニー郡の私立女学校に通っていた。彼女の父方祖父は貧困の中で育ったが、不動産業で生計を立て、アルバニー市の中央大通りに広大な敷地を得たが、一九二九年の大恐慌で全財産を失った。こうしてダイアンの父親も無一文から出発し、次第にほどほどの金融・不動産資産を得るようになった。彼は郊外に住居地区を開発し、そこにダイアンの家族も住んでいた。彼はすぐにこの地区の有力者となり、アルバニー、メナンドそしてルードンヴィルとの境界にあったワーフェルトルースト・カントリークラブ――これには私の家族も所属していたのだが――の会長に選ばれた。ダイアンと私が出会ったのはここのクラブの水泳プールであった。

私は弟のピートとトムと一緒に毎日このプールに通って、朝一〇時の営業開始から夕方六時の終了ま

(1) ニューヨーク州アルバニー郡にある町。
(2) ニューヨーク州アルバニー郡にある村。

で、皆で泳ぎ、騒ぎまくった。そこで私たち三人は泳ぎを覚えたが、ピートとトムは中等、高等学校を通じて泳ぎが上手で、トムは最上級生の時にニューヨーク州の百メーター競泳大会選手になったこともある。他のあらゆるスポーツ同様に私は水泳が駄目だったが、自由形短距離と平泳ぎとは、全力で競泳できるほど十分に長く泳げたが、それも私の喘息発作が現れるまでのことであった。私たちはクラブで知り合った新しい友人たちとも一緒にトランプ遊びにも興じ、そのほか両親や叔母や叔父たちに教わった別のゲームも楽しんだが、彼らは一様に室内遊びの達人ばかりであった。

七月頃までには私はプールで多くの子どもたちに出会った。ある日の午後のことであった。水球とか「飛び込み」をしている時に、女の子の声がふと聞こえてきた。彼女は私から数ヤード離れてプールの中にいたが、彼女の声は必要以上に大きく、言っていることが私には聞こえた。「彼はファロンなんかではありえないわ。ファロンにしてはデブッチョよ」私は遠方に目をやった。友達とくっくっと笑っている彼女がいた。私の目が彼女を捉えた時、彼女はこちらに振り向き、微笑しながら私を見た。私は煩わしいと感じたが、彼女の戯れは自信に満ちていて、興味を覚えた。

次の週からは私たちは友人たちと一緒におしゃべりするようになり、しばしばトランプ遊びをしながらプールサイドの同じテーブルに腰掛けた。それから一緒に少し泳ぐようになり、ちょっとした泳ぎっこや他の水遊びを楽しんだ。会話の中では明白に彼女は社会的に私より大人であったが、実際には思春期の入口にもまだ達してはおらず、セックスや恋愛にはかなり無知であった。自分が彼女に心惹かれていることがわかった。それは、一部は彼女の自信に対してでもあったが、彼女の機知と知性に対してでもあった。私たち二人は十二歳になったばかりであったが、彼女は物事を知っていて、彼女自身の存在だけでなく、来世のことさえも少しは理解しているように思えたが、彼女のような人にあったのは初めてだったので、そのことが私の心を真実捉えた。この日まで彼女のような人に私は会ったことがなかった。

夏の終わりのある金曜日の夜に、クラブは十代の若者のためにプールサイドでダンスパーティを開催した。このパーティには成人も参列し、監督していた。特別に何が起こったのか正確には覚えていないが、その木曜日までには母と叔母のフロが、ダイアンをダンスに誘ってみたらと私に勧めてきた。というのも私たち二人が夏の間互いに好きになったことを彼女らは知っていた。私が選ばざるをえなかったパーティ衣装は、浜辺の浮浪者のような白ずくめのニッカーズ・アンサンブルで、五〇年後でも母と叔母のフロはいまだに思い出しては、悪意はないが、笑い転げている。

ダンスパーティは大いに楽しかった。ダイアンと私は三〇曲ほど踊り、終わったのは十一時であった。しかしダイアンは学校に再び通い出し、翌年の六月まで私は彼女をほとんど見かけもせず、話もできなかった。彼女の兄のマイクと私は親友で、二人の家を訪問したときには、彼女を見かけた。しかし私は思春期後期を迎えたばかりで、彼女への熱中はしばらくの間恋愛感情にまでは高まらなかった。二人の間のやりとりの大半は彼女のデート相手のお高くとまった私立高校男子生徒たちについて彼女を私がからかうことだった。高校時代の夏、毎年私たちはプールで一緒に遊び、二人はそれぞれ、クラブ内女子と男子の水泳チームの主将を務めていた。

高校二年の終わり頃、幾年も首ったけになっていたある女の子と外でのデートに連れ出すことに私はとうとう成功した。これは一九六四年の春から夏にかけての三カ月ほど続いた。その後この年の八月二日にマイクに会いに出かけたが、それはダイアンに会いたいからで、結局、彼女と私は地階の居間に降りていった。一緒にテレビを観て、ふざけ合い、時々していたようにレスリングが始まった。ダウンを取って、私は彼女に首責めをし、足首をとって、ソファの上に彼女を倒した。そして初めてのキスを交わし、それから事態は熱っぽくなり始めた。私は最初から彼女が好きだったが、このとき私は彼女にまいってしまった。

私たちは頻繁にデートをするようになったが、いつも互いの友達が一緒であった。翌年、一九六五年の秋に私は大学にいて離れていたが、一方彼女は高校を卒業した。この年を通して、私たちは物事を真剣に話し合い、二人の将来について語り合った。私たちは極めて違っていたが、共通の関心を持っていた。しかしこのような話し合いの中で、彼女の世界観全体、この世界と自分自身への彼女の信頼感は私のものとは全く違っていることが明らかになった。とくに彼女は未知のものへの恐れ、死への恐怖がなく、ひどく驚いたことには、恐怖というものが彼女にはまったく存在していないことであった。このような形而上学的見方に彼女が安心しきっていることを私にはどうしても理解できなかったし、彼女もまたカトリック信者として育てられたが、戒律を厳格に守ることはとくになく、宗教と人々が永遠の生命を得るのに人々が必要としているものに彼女が愚劣と感じていることとの外見上の矛盾を吹き払うことに彼女にはなんら問題はなかった。現世に存在するもの全体に対する彼女の信頼感は現在においても私の理解を超えている。

私たちは二人とも子どもたちを愛し、早く家族をもちたいと思っていた。私たちの政治的見解はそんなに違わなかったが、彼女の方が私よりも政治に無関心であった。大学時代を通じて二人はより強く愛し合うようになり、ニューイングランド地方の冬の間、四〇〇マイルも離れた二人の大学生に可能なだけ多くの時間を一緒に過ごすようにしていた。彼女はフィラデルフィア郊外のチェスナットヒル・カレッジに入学していた。冬の間私はバーリントンからヒッチハイクをして、月に一度は二日二晩一緒に過ごそうとした。三年間私たちは継続的にデートを重ねていたが、セックスの関係を持ったことはなかったし、それは二人にとってひどい拷問であったが、良き人になるという私の強迫観念の産物であった。それでも私たちは愛し合い、性交こそしなかったが、高校後半と大学時代を通してすばらしくロマンチックで楽しい時間をもてていた。

このような話と見かけ上は共感性に欠け、あるいは他者と情緒的に結びつく能力に欠けている者とがどのようにつながっているのか読者はいぶかしく思われるかもしれない。本当の所は、私は「惚れた」(in love)とは言っているが、ダイアンに完全に心情的に結びついていると感じたことは真実なかった。私と彼女との結びつきは部分的には私が共感的に結びつかなかったからこそ生じたのであって、私は彼女を理解したことはなかった。彼女は私に夢中だったたし、いまなおそうである。私たちは共通の目標と価値観——家族、自由主義、不可知論——を有していて、同じこころの持ち主どうしであるが、しかし彼女はいつも宇宙から誰かに呼びかけられているように感じていた。幸いなことに、それでも私には常に十分であった。

一九六七～一九六八年にかけてのこの頃であったが、私の考えと行動に変化が始まった。スポーツにおいて私の独断的傾向は明らかに増大し、アメフト競技場で人を怪我させないようにともはや私は手加減することがなくなったし、アルペンスキー競技では私のスピードと危険を顧みない傾向は最高潮にたっした。私は子どもなんかではなかったし、学業は卓越していた。私は教会を離れ、私の高邁な道徳心は消え去った。私の級友たちはクラス代表委員になるよう私をけしかけ、私の天狗の鼻は私と親しい友人たちには、ふんぞり返って天を向いていたことは明々白々であった。

私が大学三年、彼女が二年だった一九六八年の冬に、私は週末にダイアンに会いにフィラデルフィアにヒッチハイクしながら向かった。通常、私は約七時間で四〇〇マイル以上を踏破できた。一九六〇年代には世の中はまだ平穏であったので、ただ乗りの旅は何の問題もなかった。しかしその週末の猛吹雪の中での旅は一日の大半がかかった。二時間農夫のトラクターに乗り、四時間大型トレーラーに乗り、セールスマンやその他の車を幾度も乗り継いだが、これは通常なら往来がないような道路を行かなくてはならなかった。二フィート以上も雪が道路に積もり、時速五〇マイル以上の風までも吹いていて、見通しをよくしただけで、ヒッチハイクをするどころか、冒険への挑戦であった。一六時間もかかってやっとたどり着いたが、それも真夜中であった。ダイアンはカレッジ近くのモーテルの部屋を取ることに決めた。彼女の寄宿寮で私たちが会った時には、私の全身は雪で真っ白になっていた。キスを交わすと、彼女は「こんな吹雪の中をどうしてここに来る気になったの？」と尋ねた。私は言葉を失ったが、「僕にもわからない……、君を愛しているからだと思う」と、彼女に言った。私がカレッジを卒業した一月後の一九六九年六月に私たちは結婚した。それ以来二人はずーっと一緒にいる。

カレッジ時代の途中から私はパーティを頻回に開き始め、学友たちは困っていた。私は六フィート、二二〇ポンドの巨体をフル回転させて、出かけ、愉快に楽しんだ。卒業頃には私は四五ポンド肥ってしまった。これは私の人生で初めての肥満体験であった。事実、私の父は、私に結婚式用タキシードを着せるのにコルセットで私を締め上げねばならなかった。新婚旅行中に私の体重は減り始めた。新婚旅行後の私の身分は不確かで、大学院進学の計画もなく、仕事にも就いていなかった。私はトラック運転手組合員となって、風変わりな建設業とトラック輸送業を始めた。それから大工仕事や、芝刈り業に就き、サラトガ競馬場ではバーテンダーもやっていた。カトリックの女子高で教師の口を見つけたが、学園内では只一人の男性で、十分に楽しみながら、これら若い女性を教えていた。私たちの最初の子どものシャノンは一九七〇年の五月に生まれたが、このことは——この後一九七一年に二番目の娘タラ、そして一九七四年には息子のジェームスの誕生が続いた——、ダイアンと結婚したこととともに、わが人生上もっとも重要なできごとである。

子どもたちが生まれた時、私たちは幸せに酔いしれていた。しかし子どもらが実際に出生してしまうとすぐに、外出し、幾晩も集まっては祝杯を重ねていた。父親がより深くかかわる今日ではこれは完全にサイコパス的と言われてしまうであろう。当時でさえも私はおかしいと思われたが、それでもその頃の世間はそれには寛大であった。自分の子どもたちに愛着を感じるようになったのは、彼女らがよちよち歩きをし、人間としての反応をし始める年齢に達したときであった。それ以前には子どもらは私には人形のようであった〈このことは父親にとって尋常ではないということではないのかもしれない〈果たしてそうであろうか?〉〉。子どもらをいったん知ってしまうと、彼女らを楽しいと思うようになり、現在でもそれは変わらない。シャノンは九カ月で話し、歩き始め、極めて愉快な子どもであった。タラは比較的温和しくて、周囲に対する集中心と知覚的関心とを早くから見せていた。ジェームスが話し始めたのは三歳頃であったように思う。その後六〜七歳になって彼は時間の本質、神と宇宙について信じられないことを話すようになった。私たちの子どもはそれぞれ他の子どもたちとはかなり異なっている。子どもらが小さかった時には、彼女らを抱きしめ、一緒に遊び、話をすることが私には楽しみであった。こうして、私はいかなる意味でも隔てのある、冷たい、無関心な父親ではなかったが、子どもに私が魅力を感じ、これを支配していたのは暖かさよりも、娯楽であり、知的関心であった。私は他の子どもたちにも引きつけられたが、大多数は退屈であった。私の子どもたちは興味深いことがわかったが、それは私が父親ということだけで言っているのではないことは、私たちの友人たちも同意してくれている。

一九六八年の私の態度や攻撃性に生じた急激な変化の後に、ダイアンも含め、人々との私の結びつきは弱くなった。一緒にいて楽しいかどうかで人を評価し、ダイアンに対する私の思いもカレッジの終わりで最高に達した。それまでは彼女を熱愛していたが、それ以降、私は彼女をいらいらさせるようなことをやったり、言ったりし始めて、そして彼女への愛の形がそれまでとは異なり始めた。子どもたちが生まれたことがこの変化を加速させ、私の感情は熱情から母親としての彼女のすることへの賞賛と尊敬へと変貌した。年をとるにつれ、人々への賞賛でもって愛し直すことを私は学ばなければならなかった。現在では私は自分の子どもたちを友人として愛している。彼女らには多くの尊敬の念を抱いているが、しかも彼女らが自分の子どもであることを忘れていることがほとんどである。

振り返ってみれば、ジェームスは、私が彼を愛していることを、自分は承知していたと述べている（私は彼に毎日のようにそう言っていた）。私は数多くの競技にでかけ、彼を応援し（彼はオレンジ郡の短距離競走で優勝し、シャノンとタラは二人とも水泳は一級資格であった）、彼は私に失望を感じたことはなかった。私は笑いが多いが、しかし他にはあまり感情の動きを見せたことがなかったので、彼は私とは距離を感じていた。私は子どもたちの面前で決して泣いたことがなく（そしてダイアンもまたそうであった）、子どもたちも私の前では泣かないようにしていたり、感情をあらわにしたりしないようにしていた。二〇〇五年に子どもたちが私の脳スキャン画像を知った時に、彼女らが言ったことは、それは驚きでも何でもない、ということであったので、彼女らを狼狽させることもなかった。喜び以外私が示した感情は怒りであった。それを押し殺すことは私には困難で、通常何か私を悩ますことがあると、私は自室のドアを閉め、引きこもることにしている。しかし私が激怒すると、それはすさまじく、恐怖である。それでもジェームスは、私は常に昔から彼のヒーローである、と言ってくれている。

私が感情的に疎遠な父親と感じられてきたかもしれない別の理由とは、私が常に全力を仕事に注いでいたことである。カレッジを卒業してから、女子高で一年間教師をし、その後レンセラー工科大学の心理学研究科で修士課程に入学したが、そこで私の学業と社交活動が花開くことになった。これらの時期は家族全員にとって、また〈現在のような肥満ではなく〉私のウエストラインにとっても夢のような時代であった。何においても快調さが戻り、私はシカゴのイリノイ大学医学部博士課程に入学した。そこではあらゆることが再びうまくいき、三年で博士号を取得した。博士号は通常では少なくとも五年はかかるのだが、夜昼なく私は研究に没頭し、私の家族はほとんど私の姿を見ることがなかった。私はまたパーティ参加を続けていて、十一時まで研究し、怪しげなナイトクラブに入り、ダンスコンテストに飛び入りし、賞金を幾らか得たりした。朝の五時に帰宅していたが、ダイアンは、「あなたの仕事は十一時で終わっているとばかり思っていたわ」と言うので、私は、「そうだとも、十一時で終えて、それから出かけて、ほらごらん、ダンスで一〇〇ドル稼いだんだよ」と言ったことがあった。それは極端すぎる生活であったが、子どもたちと家で留守番していたダイアンは一人残される不平をほとんどこぼしたことがなかった。私は一晩に四時間眠れば十分であった。私は起きている時間のあまりを楽しみごとに費やしていた。眠っている家族のところへ帰ってもどうしようもなかった。

学究生活では、私は強化され、手強くなり、カリフォルニア大学サンディエゴ校で神経科学のポスドク課程に次の仕事を見つけ、飛行機で飛び立った。この時期もまた研究面でも社交面でも申し分なかったが、私の飲酒と喫煙、そして暴食の習慣は私のスポーツ熱とウエストラインに打撃を与え続けた。一九六九年から、私がカリフォルニア大学アーヴァイン校で教授を務めるようになった一九七八年にかけて、私の体重、睡眠習慣、パニック発作、そしてかなり無謀な行為はこういうこと以外には私が当時持てていたすばらしい時間、すばらしすぎると言ってもよいが、その輝きに陰りをもたらし続けた。

私の職業活動と激しい体重変動の上下のサイクルが幾年も続いた後に、グラフ用紙を何枚か繋げて、これらの変動をグラフ化することを決意した。私がそこに見つけたものは私を驚かせた。私の体重と、著作、資金獲得、特許取得、絵画や他の芸術作品などの職業上と創造的活動の成果を三〇年以上に及ぶ図表にしてみると、これらの相関はあまりにも完璧であった。私の体重が、二九〇から三〇〇ポンドに幾度かなったように、最高点に達した時にはいつでも、私の職業的、創造的活動成果もまた絶好調であった。そしてそれから私の体重が私のカレッジ時代の絶好調時代の体重一九〇から二一〇ポンドに落ちると、私の生産性はゼロになり、これが一年ないし二年にわたって続くことがしばしばあった。

私の食事量、喫煙量、パーティ巡りの量が増えれば増えるほど、そして運動量が減れば減るほど、私の職業の全領域において、私の活動成果はますますよくなっていた。さらに私は他のことにも気がついた。私の体重が上昇に向かい、そして頂点に達すると、私と親交のある人たちとの個人的交際の私の能力もまた増大しているように思えた。体重が増大し、その頂点に達する間、私は他人、とくに家族とより密接になるように見えた。どういうわけか、これらの積極的傾向、知的、創造的活動、そして対人関係の結びつきは常に相互に関係しているように見えた。そして時には喫煙の力を借りて、体重を減少させた時は、私は崇高に見えたが、生産的でなくなり、いかなる類いの共感性もなくした。通常の基準から言えば、私はハンサムなパーティで人気の男の子のようになったが、おそらくは間抜けな男にすぎなかった。このような時期には、自分のどのような行動もいかに相手を感情的に、あるいは身体的にでさえも、いかに傷つけているのかということには、私はとりわけ無頓着となった。

私はまたより攻撃的となった。野球の試合に行って、グランド近くの席に陣取り、選手たちを野次り(とりわけレンジャーズのキャッチャーのA・J・ピアチェンスキに対して)、あらゆる罵声を浴びせかけた。他のファンが文句を言うと、彼らに向かって、「馬鹿野郎!」と怒鳴り返した。通常では怒りっぽいことはなく、乱暴なこともまったくないが、調子に乗ったときには席の背中を破ることもありえる。実際私の側に居たけりゃ、私が肥っていて、二三杯ひっかけているときに限る。その時には私はひどく優しくなっている。

身体と知的、感情的に現れる精神とのこのような変動は、精神は身体状態の好調、不調(肥満)に共に同じように反応すると思われているのとは逆の動きのように思われた。このことは一九九〇年代から現在に至るまで私の友人たちと私の間ではひどく受けたジョークとなっている。しかしダイアンにとってはとんでもないことで、彼女は絶えず私の健康状態については口うるさかった。このような体重の七〇~一〇〇ポンドもの変動と行動の変化がなぜ起きるのかを私は理解できないでいた。しかし、当然のことながら、私は自分の脳内セロトニン、ドーパミン、そしておそらくはエンドルフィンとテストステロンの周期的活動が異常なほどに大きく変動することを疑った。この部位は大脳辺縁系、とりわけ側頭葉とこれと関係した辺縁系・情動脳で、そこはこれらの神経伝達物質、調節因子、そしてホルモンとが最強の衝撃力をもって集中している場所である。睡眠リズムを含む私のセロトニン調節性日内変動の変化がこのような激しい波動を活性化しているということも推察できようが、しかしこれは推測でしかない。通常では私の体重変動は自生的に生じるが、自分のおしりが家具にぶつかったりすると、減量するべきだと決意し、それを実行している。実行するとなれば、私の意志は鉄よりも固かった。

親交における私の変化が行動や体型の月単位あるいは年単位のこれらの変動とどのようにして一致しているのかということをようやく考え始めたのは二〇一一年になってからであり、それは、私には正常な人間関係を持つ能力に何かひどい欠陥があるのかもしれないということを学んだというよりも実感した時であった。

共感(empathy)についてはいくつかの方法から考察可能である。第一の方法は共感を同感(sympathy)と対比させてみることである。共感は他人の立場に立って考えられるかどうかである（to put yourself in another's shoes)。つまり彼が感情的に体験していると思う何ごとかをあなたもまた体験するということである。他方、同感は他人が体験していると人が想像することを人が感じたり、実際に体験したりすることを必要としない。同感は何かが誰かを悩ましていることを認知するだけではなく、さらにはその苦痛を和らげるようなことを何かしてあげたいと思う気持ちである。同感の一つの例だが、地震や氾濫の被害者の苦境を耳にして、同じような体験を実際にはしたことがなくとも、それでもなおこれら被害者を援助する時間や寄付金を捧げ、癒やしてあげることが挙げられる。このことは、この苦境に応じようとする思いやりのある人がこれら被害者に共感しないということを言っているのではなく、このようなことが必ずしも必要ではないということを意味しているだけである。同じように、他人の痛みを感じていると自覚していても、この人を助けようとはしないような共感的な者も存在している。UCLAのマルコ・ラコボーニの独創的な生理学的研究では脳内過程が少なくとも知的ないし認知・知覚水準においていかにして人々を結合させるのかというメカニズムを示した。

ミラー・ニューロン・システムは、ラコボーニの発見に基づく仮説上の脳皮質回路である。この発見では、霊長類において人が他人の行動を目撃する時や当人が自分自身で行動を起こす時に応答するニューロンがある、ということであった。霊長類、とくにヒトの高次機能である他人が何かをすることを目撃する能力、そして今度は自分で即座に同じことをする能力は前頭葉と頭頂皮質の領野におけるニューロン間に形成されているこの回路を基盤としていると考えられている。

このシステムは人間の子どもがなぜその母親のすること――たとえばタオルをたたむ姿――を見つめ、即座にタオルをたたもうとすることが可能なのかということを説明することに有効なのかもしれない。これをしている母親の姿を眺めるのに使用される感覚運動システムはこの作業を遂行するのに脳が使用するのと同じ細胞群なのである。もっと複雑な運動作業も成人ではこの同じミラー・ニューロン・システムを使用して効率よく模倣されているのかもしれない。

アフリカに私が最初に住んだのは一九九〇から一九九一年にかけてであった。この時私はフルブライト上席研究資金の援助で霊長類の脳の成長因子に関する研究をケニアで行っていた。私の弟のトムはたぶん間違いなく兄弟の中で一番のスポーツマンで、ニューヨークからケニアの私のところにやってきた。私たちのアフリカ調査の旅の一つに彼も参加し、ウガンダ国境近くの辺境にある村を訪ねた。農園夫（shamba man：スワヒリ語）（庭師）のベルナルドは私のナイロビの裏庭や庭園を世話していたが、彼の家族はそこから離れて住んでいた。私は彼とその家族の家のために近代的屋根材料（ブリキ板）をあげた。彼の村のその他の住民は椰子の葉を屋根にした丸い形の泥で作った小さな家に住んでいた。トムと私は途中でゴルフを楽しむ計画を立てていたので、クラブを持参して車に載せていた。彼の村の住民の多くはなまの白人を観たことがなく、ましてやゴルフクラブなどお目にかかることはなかった。ベルナルドの村は住居地の後ろに三〇〇ヤードの長さの広場があることにトムと私が気づいた。そこで私はベルナルドに通訳して貰って彼の村人たちに、「誰でもよいからゴルフを学びたい人はいるかい？」と質問をした。彼の部族の一〇〇人近くがそこには集まっていたが、幾人かの勇気ある者が前に進み出た。そこには長老の家系の者で、大凡八十歳くらいの礼儀正しい老人がいて、正装しており、かぶっていた帽子には赤十字のマークがつけられていた。

彼らが最初に目撃したのは私のショットで、三〇ヤードしか飛ばず失敗したところ、ベルナルドから忍び笑いが漏れ、トムは腹を抱えて笑い転げた。そしてトムが前に出て、三番ウッドで打ち抜き、広場の端まで飛ばした所、集まっていた部族民から畏敬と賞賛の声が起こった。そこで長老が前に進み、クラブを一つ選んで握り（彼が使ったこともない用具で、見たことさえなかったものである）、ゴルフ・ティーに載せたボールを素早く、力強いスイングで打った。空振りであったが、小声で話すものは誰もいなかった。そして三秒もせずに、彼は大鎌で草でも刈るかのように、再びボールを打った。見事にスイートスポットを捉えて、ボールは僅かにスライスしながら約一五〇ヤードほど飛んでいった。全員から賞賛の声が上がった。それからは一人ずつ女性も子どもも前に進み出たが、誰もが最初のスイングはミスしたが、二度目はボールに命中した。大人の男の一部は二〇〇ヤード以上ものドライブを打ちはなった。

これはすべてのエンジンが発火し、ピストン運動が始まったミラー・ニューロン・システムの一つの例である。この翌年私がこの村を再訪したとき、彼らは自分たちで二ホールのゴルフクラブを創設したという話であった。これは最初にゴルフをした場所で私が彼らを決してのしらなかった効果であった。

ミラー・ニューロン・システムはなぜヒトが練習もなしに複雑な仕事を素早く身につけられるのか、ということを説明する手助けとなっているように思われる。このミラー・ニューロン・システムと相互作用を有する似たような回路が共感を処理しているのだろうか？　このような回路について誰も詳細を知らないが、共感が作動していたり、してなかったりしているときの因子を明確にできる実験状況で、いつも活性化される一定の脳領野を特定できるいくつかの画像的研究がある。シカゴ大学のジーン・ディセティとオタワ大学のヤン・ファン、そしてハイデルベルク大学のヌット・シュネルは共感の要因を研究するためにｆＭＲＩを用いて機能的脳画像研究を行った。私たちが誰かの顔の表情に幸福、悲しみ、怒りを認める時、これらの情動(emotions)に関係する脳の領域もまた明るくなる。基本のミラー・ニューロン・システムと認知回路、そしてこれらに加えて、ミラー・システムと関係はしているが情動をも処理している付加的領域を考慮しても、共感の基盤として比較的広い回路を私たちは対象としていることがわかる。これらの付加的領域に含まれるのが島である。この島（insula）とはこれと連絡している前頭、側頭、頭頂の各皮質の外側のしわから見て「島化〈隔絶されている〉(insulated) 皮質領域のことで

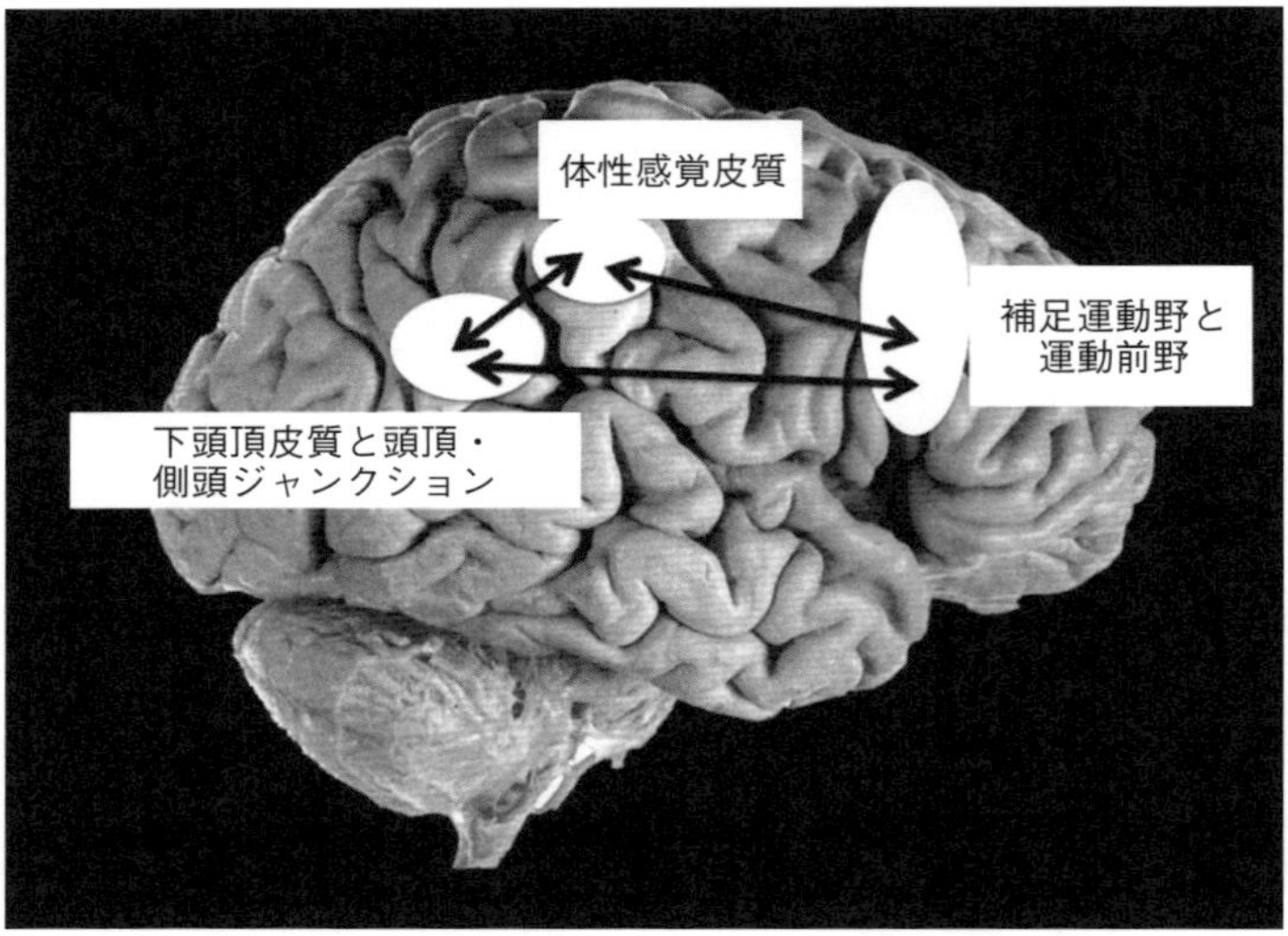

図7A　ミラー・ニューロン・システム

ある。さらにこれら付加的領域には情動を伝える前内側側頭葉と脳の表面からは見えない扁桃体とが含まれる。

これらの領域は前頭皮質の眼窩部と下部と連結している。これらの三領野は以下に示す図7Aに表示されている。これらは、脳深部にある快楽、快感、ストレス、痛みの領野と繋がり、支配している。ここにはセロトニン、ドーパミン、テストステロン、コルチコトルピン放出ホルモン（CRH）、そしてエンドルフィンの各受容体、さらにはバゾプレシンとオキシトシンのシステムが充満している。

これらのホルモンと神経伝達物質システムとは共感において重要な役割を演じていることが判明している。多くの研究者たち、とりわけリーディング大学とケンブリッジ大学のサイモン・バロン-コーエン、クレアモント大学院大学のポール・ザック、そしてカリフォルニ

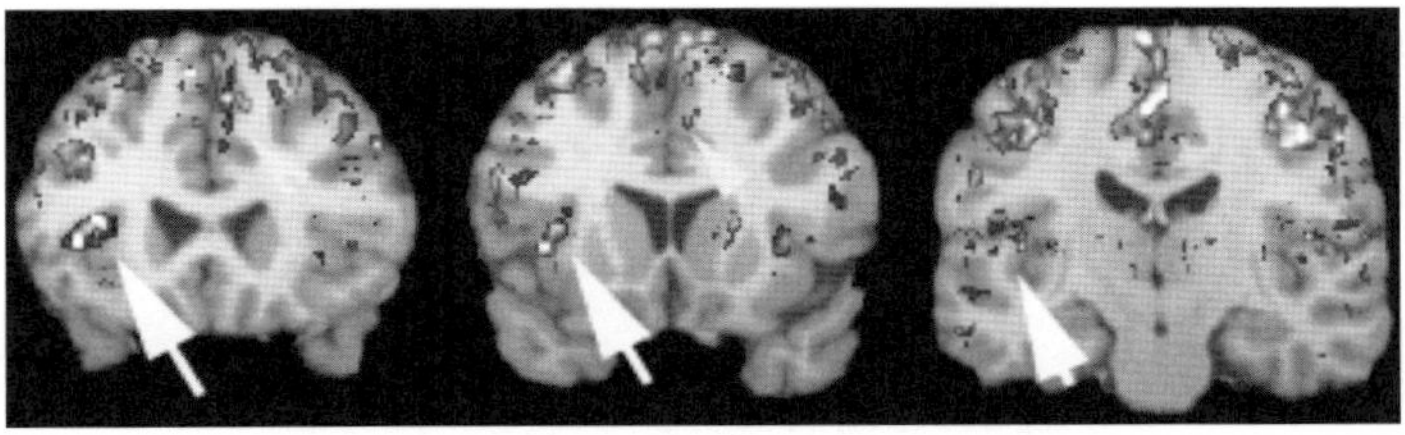

図7B　著者自身のPETスキャン画像

ア大学バークレイ校のサリナ・ロドリゲスらは共感に関与するこれらの神経化学物質を処理している対立遺伝子の重要性を明らかにした。これらの化学物質は、恐怖、拒否、分離の苦痛、羨望や嫉妬、我が儘な感情や他人の不幸を喜ぶ気持ち（シャーデンフロイデ）から同感や哀れみ、思いやり、家族や部族への一体感、寛大さや信頼、愛他的感情（もしそのようなものがあるとしてだが）、恋心、そして祖国愛、人類愛、そして神への愛という肯定的情動の一方の末端までのスペクトルを構成している、共感に関係する広い範囲の情動に作用している。

情動的共感を処理している諸領野の脳内活動を比較するために図7Bを次に掲げておく。これらPETスキャン画像の三つの脳の横断面は私自身のもので、非常な低と高活動が異常に混在した私の脳の島領域は白い矢印の先端で指し示されている。この白黒の複製写真でははっきりしないが、この陰になっている部分は活動性の低下を示している。共感に関係している他の領野は前帯状皮質で、これも私の脳ではその活動は低い。一方他の人に比較し、私の脳では脳の頭頂部の活動が有意に高い。このことは冷たい認知と関係しているのかもしれない。

私たちが共感と簡単に呼んでいるものには脳の無数の領野と遺伝子とが関わっているのだが、この用語と概念は非常に多くのさまざまな記述とこれに関係する概念とに膨れてしまっていることはとくに驚くことでは多分ないであろう。私たちは通常共感の欠如をサイコパシーと結びつけているが、これは正当なことである。というのも大半のサイコパスは暴力的ではないのだけれども、彼らはしばしば他人の傷にほとんど無感覚で応対し、まさしく気にさえしていない。しかし何か、あるいは誰かに対する気遣いを多くのサイコパスは口には出す。サイコパスの殺人者でさえも自分の両親と同胞への愛情を表現するが、彼らの人生の早期においてこれらの同じ人物、身内が虐待や遺棄によってこのサイコパスの傾向を最初に生み出した場合においてさえ、サイコパスの多くは親たちへの愛情を表現するのである。『羊たちの沈黙』のバッファロービルを思い起こしてみよう。彼は後を考えもせず、罪もない女性をバラバラにして殺害しているのに、自分のプードル犬が危機に瀕すると不安のあまりひどく取り乱しているのだ。しかもこれらのサイコパスたちは自分以外の世の中の人々を憎悪し、暴力的にせよ非暴力的にせよ、まさしく復讐のために外へ出ていく。

その父親が株式市場や仕事の取引きで家族の資金すべてを失ってしまったサイコパスは金融機関に対する彼の反感を向けることで、世間へ復讐をするかもしれない。サイコパスのテロリストや独裁者は彼らの一族、部族、国民、民族、ないし宗教に対して受けた軽視の復讐をしようとするかもしれない。テロリストや一匹狼の殺し屋、独裁者の中でもっとも冷酷、残忍な者でも偉大な「共感」性——彼ら自身のグループに対する共感であって、他人の命や幸福への共感ではない——をもっているというこの見解は私たちを不安な気持ちにさせる。集団対個人（本章冒頭で触れた同感対共感の二項対立の意味でもそうだが）に応じた共感の二つタイプの組み合わせ以外に、別の二項対立が存在している。それは「こころの理論」（theory of mind）としても知られている、情動的共感と認知的共感との間の二項対立である。

前述したようにこころの理論は幼児期早期に目覚め、成人になるまでゆっくりと成長するもので、発達上の一つの重要な完成となる。この過程で子どもは欲望や意図、信念のようなこころの状態をもっており、他人もまた同じ状態を有しているが、自分自身のものとは異なっているかもしれないことを知るようになる。自閉症のような一部の者では正常なこころの理論が示されない。これが欠落しているのは境界性パーソナリティ障害のようなパーソナリティ障害の一部や双極性障害の一部の患者であるかもしれない。これとは対照的に、サイコパシーや自己愛者、統合失調症の一部の感情障害合併者では認知的共感を有してはいるが、情動的共感を欠いている。これらの二つの型の共感喪失は前頭前皮質の半分、下部ないし腹側のさまざまな部位の機能低下と関連している可能性がある。

マサチューセッツ工科大学のレベッカ・セイクが最近明らかにしたことには、こころの理論の中心となっているものの一部は劣位半球の側頭葉が頭頂葉と隣接する部位で、側頭・頭頂ジャンクション(temporo-parietal junction)と呼ばれているが、これはミラー・ニューロン・システムの中心点の一つである〈図7Aを参照〉。これは他人の意図や道徳心、倫理性を人がいかに知るのかを処理している回路の重要なスポットで、自分自身の意図、倫理性、道徳心を処理する前頭葉眼窩皮質のパートナーである。皮質の前部と後部のこれら二つの領域は相互に連結しており、行動規範のための神経解剖学的回路をおそらくは形成している。

一つの重要な問題が発生する。いかにして人は自分には共感が欠けているかどうか知るのか、という問題である。もしあなたにこれが欠けているのなら、「これ」がなんなのかわからないのだから、欠けているこれについて考えようがないということは大いにありえる。このことは生まれつきの全盲の人に青色とはどのようなものかと尋ねるのとまったく同じようなことではない。というのもこの人には色そのものがないからである。しかし青色色弱の人に青色とはどのようなものですか、と尋ねることにそれは同じかもしれない。当人は青色の物が見えるが、この青色の物体は緑色と同じように見えるかもしれない。しかし、青色そのものは神秘のベールに包まれている。連続殺人者とのインタビューを見た体験からいえば、彼らの多くは人との結びつきの欠如を自覚していないように見える。職業上の評価でマイナスになるのに、いかにして自分の情動的色弱に気づけるというのだろうか？

私の人生の六十歳代最初の間は、私は自分に共感性がまったく欠落しているなんて考えもしなかった。私の結婚生活は幸福であり、素晴らしい一つの核家族及び拡大家族を持っており、友人や友情溢れる知人や同僚たちの大きなサークル——幾千人ものだが——持っていた。そのような中で私が自分の共感性についてなぜ疑わなくてはならないのだろうか？　結局情動的結びつきを欠いている人間と親密になり、一緒に住もうと誰が望むというのだろうか？

私が自分の脳スキャン画像を見つける前も、そしてその後でさえも数年間は、自分の人格についての人からの評価をじっくり考えてみることが私にはなかった。一九九〇年に、一人の同僚と私とである専門学会で発表をすることになっていたが、私はそれを無視して、あるバーに行ったが、それはそこに何人かのキュートな女の子がいることを知っていたからであった。私の同僚のミフェッドは、「そんなことをするなんて、君は間違いのない社会病質者（sociopath）だ」と言った。別の時だが、マイアミで私は発表をキャンセルし、出会った幾人かの女性たちと一緒にキューバ楽団を聞きに行った。「君はサイコパスだ」、「どうしてそんなこと〈発表の突然のキャンセル〉ができるのだい？」と共同発表者が言った。

私は彼に私の車が故障してしまったからだと言った。私は自分のしたことが正しいこととは思わなかったが、誰も傷つけていないのだから、そんなに大事なこととは思わなかった。

人は文字通りの意味でなくとも「狂っている」とか「サイコパス」だとか他人について言うことがしばしばあるものだ。とはいえ、顧みれば、私は自分の場合そのように言われても、その原因を考えることはおそらくなかったはずだ。気分や脳障害の専門家である訓練を積んだ精神科医なら人がおかしいからといって、専門用語をそんなに簡単に使用は多分しないであろう。

自分の脳スキャン画像を一、二年の間考えた後に、私はこれまでの彼らの言葉を次第に考え直し始め、私ははじめて、自分の友人や家族、そして同僚たちが私に対して発してきたメッセージの中心にある内容はなんなのか考えた。

私は気づいた。私は人とは心がじかにふれあっていないことや、自分の行動が人に与える影響をわかっていないことが実際にしばしばある。このようなことが冷たく、よそよそしいものであることがわかり、このような影響を考慮に入れた場合にのみ、何を自分がしているかを認知的に私が評価することが可能となるのだ。それからは、人を面白半分にからかうのが実際に人を傷つけていたことがあったことを私は理解し、実際に彼らが傷ついていることをその表情によって示すサインを読み取る作業を続けた。私はまた自分自身の精神的向上や楽しみのために、自分に身近な人たちを危険な目に遭わせることが日常茶飯事であった。それは私が共感の中身を正確には知っていないようなものである。しかし私は今や行動――人が他人のためにお互いに回り道をしたり、号泣したりすること――を見ることが可能となり、自分が多くの人たちとは実際に異なっていることを私は理解できる。

私の情動の平板化や境界型サイコパシーを特徴とする成人になってからの生活ぶりを示す前兆となるような多くのできごとがあった。一九六八年にその名高い冬のカーニバルを楽しむためにケベック市に真冬の観光旅行に行った時にカナダで起きた交通死亡事故を私は目撃した。私はバリントンから吹雪の中で車を運転していた時、私の車をスピードを出した二台の車が追い抜いていった。その一台が道路から落ちて夜の暗闇の中に消えていった。もう一台は道路から外れ、川に落ち、時速七〇マイルの速度で車の頭から木に激突した。私は車から飛び降り、丘を駆け下り、そっと近づき、砕け散った車の窓ガラスから運転手の顔をのぞきこんだ。死の苦しみに煩悶する老人であった。彼の胸部は押しつぶされ、嘔吐して、私の顔面に向けて血液をはき出した。私は二〇分ほどマウス・ツー・マウスで人工呼吸蘇生を警察がやってくるまで試みた。彼らはその男の車から私の脚をもって私を引きずり出した。私は彼を蘇生させようとしていたので、激怒した。警察署で尋問を受け、この巡査部長の机の上に死亡者の血のついた入れ歯を投げつけて、私の尋問は劇的な形で幕を閉じた。一分もしないで、私はもう事故のことはすっかり忘れ、ケベック市でのパーティを心から楽しみ、元の級友たちに起きたことを気楽に話したりしていた。しかしこの事故については長い間何かが私を苦しめていた。事故後は亡くなった男のことは実際それほど気にかけていなかったし、むしろこの冒険全体からくるスリルを楽しんでいた。

　別の機会に、人が悲劇的または悲哀的な出来事に泣いている時に、私の目はぬれることなく、心臓の鼓動も普通通りだったことに気づいた。覚えているのはＪＦＫ〈ケネディ大統領〉が暗殺されたとき、私の周りの人間は気が動転していた。しかし私は暗殺がどうやって起きたのかにより関心があった。ある日、ナイロビ大学で研究していた時、死体安置室に入ったところ、白い衣服を着た少女が鉄製死体置き台の上に横たわり、その周囲で家族全員が立っていた。私はこの少女を見て、言った。「なんて可愛いドレスなんだろう」、と。私の注意は亡くなった少女よりもそのドレスに向けられたのだが、その当時はこのことは私には奇妙なこととは思わなかった。しかし今はそうではない。自分の傷でさえ私の苦痛とはならない。カレッジ時代、私は窓ガラスを腕で突き破り手首から肘にかけて切ってしまったが、私は冷静に解剖学者の目で、腕の腱を見つめていた。これらのエピソードは自分の情動反応すべてにおいて何かが確かに間違っている、あるいは欠けていることを語っていたに違いない。しかし自分の脳が正常ではないなどとどうやって知り得たであろうか？

私は自分の行動と人格との検討を進めるにつれて、共感性が相対的に欠如していることが、あらゆる点で現れる私の競争心の弊を補完していることを理解した。それというのも私が他人の気持ちへの感情的斟酌をほとんどせずに、勝利を得るためなら、あるいは自分が望むことを相手にさせるためなら、私が何をしようとほとんど良心のうずきというものを感じないからである。自分の子どもたちが小さかった時分でさえ、私はこの子らに勝たせるようなことは決してしたことがなく、大人になった今では、彼女らはゲーム、とくに「スクラブル」〈盤上でクロスワードのように文字タイルを並べて単語を作るゲーム〉では情け容赦なく私を出し抜くようになった。読者が推察するように、私は負けず嫌いである。スクラブルゲームをしているとき、相手をやっつけるために相手をだまし、自分がどのようにするのかについて嘘をつく。相手に一杯食わせるとは考えていない。人を欺くことが楽しいのではない。人を操作することの方がズーッと楽しい（サイコパスの主要な特徴）。私はフェアに公明正大に勝利を得ようとするが、これを相手にも押しつける。子どもたちにはゲームは冷酷無慈悲にやるのがベストだと教えた。それが勝利の美学のすべてである。冷酷無慈悲が相手を尊重していることであると私は主張したが、それは嘘である。私はただ勝たねばならないだけである。それは自己愛、エゴ、競争以外の何ものでもない。ある程度競争が我が家ではびこっているとすれば、それは戦士の遺伝子のせいである。

幸いにも私の周りの人間に対しては、私は悪意をもって事に当たることは稀である。言い換えれば、相手を傷つけて楽しむということはない。自分の目的、愉しみごとでさえも追い求めている時には誰かを傷つけることがたまたまあったとしても、悪いと感じるようなことは私にはないことははっきりしている。私は悪戯をよくするし、危険なこと違法なことは（通常では）何もしないが、どのような時に相手の感情を害しているのか、相手を困らせているのかは知っている。話し相手の信頼なり信用を得るために私が嘘をつくということも知られている。それはゲームの達人精神という私の人格の一部であり、私の人生がさえないものとならないための処世法の一つである。しかし嘘は偽りの情報を付け加えるというよりも、元の情報から離れたものをもたらすことが頻繁にある。たとえば、誰かが私に仕事は何ですか、と尋ねた場合、私はバーテンダーやトラック運転手をしていたことがあったが、いまは半ば引退の身ですよ、と私が答えたとする。形式的には本当ではあるが、全体が嘘になってしまう。つまり、この場合、私がついているかもしれない嘘とは私の人柄の読み取りに関してで、相手にどのようにこれを読ませるかという点にある。〈大学教授を故意に言わないだけだが〉それはトラック運転手にしては知性があるという印象を相手に思い込ませるという効果のみを狙ってそう言っているのかもしれない。

同じことがサイコパスたちの一部にも言えるが、彼らはまったく異なっている。彼らの一部は家庭環境が悪く、その父親が彼らを殴ったために、彼らもまた怒りにまかせて暴行に走る。大半は無感覚で、彼らを刺激するには刺激が強くなくてはいけない。嗜癖者のように、彼らはますます強い興奮を得る必要があり、どんなことでも感じるためにはその体験は漸次極端になっていかなければならない。それは肯定的に表現されることもあり、恋愛がそうであるが、もし期待が裏切られると復讐に走る。性的虐待体験のために、脳の発達過程で性と暴力との回路が誤って繋がり、これが強姦を喚起している可能性がある。しかしこの脳領野についての研究は進んでいないのが現状である。

大抵の場合、他人を私が操作することは冒険や楽しみを私が追い求めることと関係している。私はスリルや楽しい時間を探していて、ちょっとした快楽のために他人を貶めてしまうことで私は有名であった。一九九〇年に、UCアーヴァイン校の研究室を離れ、私はサバテカル休暇をとることになった。生物医学研究者はサバテカル休暇をとらないのが通例である。というのもこのことによって研究と研究室の学生指導が中断されるために、結局は生産性が低下してしまうからである。しかし私たちの子どもらは大学生となり、家を離れ、結婚するような年齢になってきており、一緒に大旅行に出かける機会を失いたくなかった。私はカリフォルニア州、アーヴァインとは正反対の場所に行きたかったので、私たちは地球儀を回転させたら、東アフリカで止まった。私はフルブライト上席研究員に応募し、これが受け入れられ、ナイロビとセレンゲティ〈タンザニアの国立公園〉へ向かった。家族は私と一緒にそこに六週間滞在し、それからカリフォルニアに帰って行った。そこにいる間、致死性出血熱のエボラやマルブルグウィルスやHIV／AIDSの発症発端者の疑いに関する困惑するような会話をいくつか内々に耳にした。

私のサバテカル休暇の最初の年に、ナイロビ病院の二人の医師がある一人の男について話してくれた

167　第七章　愛とその他の抽象的概念

ことには、一九八九年にその男は遠くの山岳地帯から運ばれてきたのだが、彼は体の大半の開口部から出血していた。一週間も経たないうちにこの男は亡くなった。彼はウガンダ国境に近いケニア西部にあるエルゴン山のキツム洞窟〈ケニアにある有名な洞窟〉を訪れていたことが判明した。私はこの洞窟の名前を思い出した。幾千年もの間女王象が群れを引き連れ、洞窟内へと導き、暗闇の中で壁を削り取り、成長に必要な塩分やその他のミネラルを摂取していた。ここは私が訪ねたかった場所であった。しかし病気の話は私に少し警戒の念を抱かせた。その男が罹患していたマルブルグ出血熱は、マルブルグウィルスによって引き起こされるもので、このウィルスは同じように致死性のエボラウィルスに近い仲間である。

その年の十二月に弟が私のところにやってきた時、私たちはケニアの西部と北部に旅行にでた。私は最終的にはキツム洞窟を訪れるつもりだった。私は危険感覚が欲しかったが、トムには象たちについて語っただけであった。わたしたちがエルゴン山国立公園の入口に着いた時、そこには誰もいないように思えた。トムは管理人の小屋へ駆けていき、そこの公園管理人が彼に語ったところによれば、山でいくつかの支障が起き、さらにはウガンダの武装した反乱兵士たちの活動が盛んになり、ほとんど一年近くもその公園に人が来なくなっていた。私にとってこのことは、山全体に人の気配がなくなっているので、前例のない、変化に富んだ数の多彩なゲームが見られることを意味していた。そこで、人為的であろうとなかろうといかなる危険も恐れず、私たちは出かけることにした。

キャンプのできる唯一の場所に到着した。ここは伐採された小さなキャンプ場で、例の不運な男が病死する数週間前に滞在し、そこから撤退したのと同じ場所であった。しかしこのことは弟には話す気にはなれなかった。私たちはたき火用の木を大量に集め、点火したところ炎が暗闇の中で伐採地を明るく照らした。

赤道の夜がまるで斧が落ちるかのようにやってきた。日没後一〇分も過ぎないのに、ハイエナが死者を送るかのように遠吠えを始めた。一時間もすると、二〇〇ヤードほど先からは餌を探し求めている象たちの地響きが聞こえた、というよりも体に感じてきた。夜十一時頃には二匹のライオンのうなり声が聞こえ、ハイエナの背筋も凍るような鳴き声が幾度か聞こえた。もっと大きな動物たちを追い払うための何か行動を起こすことに決まった。そこで私ら二人はたき火から燃えさかる大きな薪を取り出し、大声を出しながらそれを振り回した。これは映画『人類創世』[3]の一場面を模倣したもので、かなりこれは効果があった。周囲の森は静かさを取り戻し、私たちは毛布にくるまり、たき火の周りに輪のようになって横になった。

一時間もしないで、森は再び騒がしくなり、あらゆるライオン、ハイエナ、ヒョウたちが伐採地の外から私たちとたき火をめがけて幾度も襲いかかろうとしているような気配を感じた。動物たちが接近してくればくるほど、トムと私は勢いが弱くなりつつある火に近づき取り囲んだ。年長でより肥えている兄として、私は横たわりながら火のすぐ近くの位置を確保するようにし、少しずつ位置を変えながら、背中や首、頭は横になった弟の陰に隠れるようにしていた。私はトムに弁解するように、言ってやった

(3) 一九八一年に製作されたフランス、カナダ合作映画。フランス語タイトルは『火の探索』"La Guerre du feu"、英語タイトルは"Quest for Fire"。

ことには、こうするのは慎重な配慮があってのことで、自分は妻子がいるのだから、最初のライオンやヒョウ、さらに悪いことにはハイエナが襲ってきても、狙うのは私の前にいるお前さんということになるだろう、と。襲う動物からの至近距離にどちらがいるか、という私たちの席取り合戦は夜通し続いた。翌朝、私たちは生きてはいたが、疲労困憊状態であった。

私たちは素早く起き上がり、残り火でコーヒーを沸かし、伐採地を観察すると、ゲーム好きの五大猛獣のうち三種が昨夜わたしたちを訪問していたが、惨事には至らなかったことが判明した。キツム洞窟へ通じる小道を車で走り、山道に沿って多くの若木が踏み倒されていたことに気がついた。象の群れが昨夜私たちの側を通り抜けて行った跡だった。洞窟入口に着くと、尿や糞の強烈な臭いがして、卒倒寸前になった。洞窟入口に住む少なくとも幾十もの哺乳動物たちの何千という踏み分け道と足跡があった。洞内に踏み入ると、多くの草の間からしみ出した水が幾筋もの滝となって流れ、そのしぶきが私たちをぬらしたが、それは、魅惑的だが騒がしい夜に象たちにシャワーとなって降り注いでいたのだろう。洞窟内の奥深く入ると塩分やミネラルを得るのに群象の牙で作られた新しい裂け目を認めた。いくつかの場所では洞窟の壁の巨大な岩盤が崩落し、立ち入ることのできない箇所があった。洞窟内の日の光が差し込む最後の場所に入ると、深い裂け目の穴に誤って落ちた一匹の象の骨が薄明の中で捻れた形で横たわっていた。そしてその場所で、あの連中の近づいてくる音が聞こえてきた。洞内に鳴り響きながら、それは幾千もの金きり声と羽ばたきの音で大きな不協和音となった。数秒もしないで、連中は私たちの周囲を飛び回り始めた。私たちが驚かせた連中とはエジプトフルーツコウモリであった。私たちは急いで洞窟からできるだけ遠くに逃げ出すことにし、北のタルカナ湖へ向かい、コービフォーラで人類の化石を探した。

安全な懐へ、かぐわしい香りのするオレンジ郡へと帰国した二年後に、元気な声でトムから電話を貰った。誰かから彼は「ホット・ゾーンの危機」(Crises in Hot Zone) と題する「ニューヨーカー」誌に掲載されたリチャード・プレストンの論説のコピーと一九九四年の本『ホット・ゾーン』(The Hot Zone)(これは後にダスティン・ホフマン主演の映画『アウトブレイク』[4]に脚色された)を贈られたらしく、とても興奮していた。あの男がマルブルグ熱に罹患し、亡くなったキャンプ地から洞窟までの道を私がこの弟を故意に連れて行った、と弟は正しく推量していた、弟は危険な目に遭わせたことで、私に腹を立てていた。彼が私に言ったことには、「あれはとても素晴らしい体験だった」、「しかし私をあんな場所に連れていくとは、あんたを許すことはできない」。

私が身近な人を危ない目に遭わせたのは、これが最初でも最後でもなかった。これが社会病質者の行動パターンと言えるのかどうか、夜更けに居間の暖炉を囲んでの家族の話題としてはある種おもしろみがあろう。ある人にとっては、一緒に旅行を楽しんでいる冒険好きな人間がやることと思える。一方私に重大な危険をまったく打ち明けられもせず、どこかに連れ出された人の目には、この行動は冒険好きの遊びごころを超えた行動と映る。

自分で思うに、他者との繋がりの私特有の欠如を特徴付けるもっともうまいやり方は、私は共感的に

(4) 一九九五年制作のアメリカ映画。アフリカからアメリカに持ち込まれた非常に致死性の高いウィルスに立ち向かう人々を描いたパニック・サスペンス大作。

動きのない平地に住んでいる、という表現である。私には少しの共感性はあるのだけど、家族だろうと完全な赤の他人であろうと、誰でも同じように扱う傾向が私にはある。酒場でのあの喧嘩の場合のように私は仲間でもつまみ出してしまう。他の奴や逃げている友人に殴りかかるのはフェアではないし、よその男でも取り押さえられたところを私の友人が殴りかかるのもフェアなことではないと、私は考えたのであった。いかなる場合でも友人たちの側に立たない私は、裏切り者と彼らに思われるとしても、私がまったく正しいと考えてしまうのである。もし彼らが悪いのなら、私はそのことを彼らに告げねばならない。一方私の家族は私に接触の手ほどきをしながらも、私が彼らからもっと離れて距離をとること、あるいは外では他人以上に友人たちを大事にすることをいつも望んでいる。近しい人々は気持ちの上で特別扱いをして貰いたいといつも望んでいるし、こころからの結びつきこそがそのような関係では大きな問題であることは捨て去りようもない事柄なのである。

私の友情は、大半の人よりも純粋さに乏しい。多くの人は、私が他人に与えることが多い人間で、人々のために多くの手助けになっていると言うが、このようなことの動機の大半は後で彼らに私のために何かしてくれることを要求できるからである。私は過去に助けた多忙な有名人にでさえも電話をし、「私のためにやってほしいことがあるのだが」と言うと、彼らは即座に頼みを果たしてくれる。というのも彼らとの関係を〈このようなことのために〉私は何年もかけて作り上げてきたからである。人々は、それは素晴らしいことではないか、とよく言うが、しかし問題は私が彼らにしてあげるにしても、実際には彼らのために何も配慮していないことである。私はマフィアのドンのようである。大分前に映画『ゴッド・ファーザー』を観たとき、不気味なくらい自分に馴染みがあるように感じた。人々に尋ねたら、彼らは、私は善行を施している、と言うだろう。それは害を及ぼさない。利用されたとか、軽んじられたと誰も感じる者はいない。しかしそれは誠実な友情というのでは決してない。

人を操作するのではない仕方は即座に見返りを要求することである。男は女性のために尽くしてやり、そして直ちにセックスを求める。そして怒鳴って人を操作することはしない。人がそうする場合は麻薬のように甘美にささやく。私の場合は自分の人柄、ある程度の自分の魅力や自然に身についたテクニックを使うことができる。幼少期に私が体験したことは、私の友達や兄弟たち、そして他の男性家族は争っていつもトラブルを起こしているが、自分たちが望むものを得ることが決してなかった。私に言わせれば、彼らは間抜けで、優雅でなく、田舎者であった。暴力を使用しないで、人を操縦することの方がよほど面白い。

もし私が、「君のためにこれをしているのだから、私は君を利用することがあるよ」と言っても、多くの人々は多分それでもいいと思うだろう。というのも私は彼らに何か意地悪するようなことはないことを彼らは知っているからである。友人たちは、「今君は私を利用しているが、でも私は気になんかしていないよ」と言ってくれている。彼らは私を面白い男と思ってくれているし、私の周りは楽しい人ばかりなので、それで彼らは我慢してくれている。私の意図を知っている私に近しい人たちの一部はそのようなことが好きではない。彼らは真の関係を欲している。私の妻は真の結婚生活を望んでいるのだ。

二〇〇二年にダイアンは非ホジキン型リンパ腫と診断された。彼女は自分が死ぬと思い込んでいたし、化学療養の間には時々、そう望んだこともあった。私は化学療法の副作用を抑える栄養補給増進緑茶を彼女に飲ませようと努めた。彼女は私の助力を多とし、感謝していた。それは私の気遣いを示していた。

しかし二〇〇八年に私は無思慮にも一連の浮気をいくつかしてしまった。これはどうということがないままで終わっていたが、ダイアンを深く傷つける結果となった。彼女は自分の感情を他の人に打ち明けたが、私と他の人々との間には、実際何も起きなかったので、私は日常生活を営み、事の重大さを無視していた。今では、私の軽率な行動が彼女にどれほどの苦痛を与えたのかを、私は以前よりもよりよく理解しているので、これらのことはこれ以上詳述するつもりはない。他人を傷つけてしまう私の力を把握する気持ちが自然にわき出てこないのである。

多くの場合、私は共感的に振る舞える。私はよい聞き手であり、人々が何に関心をもっているのか聞くことが好きである。しかし私がしばしばこうするのは、彼らを思い通りにする方法を見つけようとしているからである。バーも競技場もまったく同じである。出かけて人々とおしゃべりをし、自分が教授だなどとは一言も漏らさない。私は開けっぴろげで、彼らに歩調を合わせるが、常に自分のこころの裏側で考えていることは、「この連中とどうやったら愉しめるのだろう？ この子に、『あなたと今すぐセックスがしたい』と言わせるにはどうしたらいいのだろう？ あるいはこの男に『私が投資できるようなビジネスを何かもっていますか？』とか、『あなたを信用して、この個人情報を教えてあげましょう』とかをどうしたら言わせられるのか？」、などである。このような接近をするには共感が大事だが、しかしそれはまさしく認知的共感であって、こころの理論に関係することなのである。

私は得られた情報をいつも利用するわけではない。人々が私に完全に打ち解け、自分をさらけ出している時、とくに彼らが私と知り合ってからほんの数分ばかりの場合には、得られるのは噂話でしかない。しばしば私は彼らを実際に助けようとしている。もし彼らが問題を抱えているなら、「この医者なり、あの投資家に紹介しましょう」と言ってやる。しかし本当の動機は彼らを私の手に握ることなのである。人々は私にとってちょっとした実験材料である。私は人々と話すことから愉しみを得ている。いわば、私が実際に彼らを心配するなどということはどこかに消えてしまっている。

人々が飲酒するとき、彼らは心を開き易いし、私がかなり好んで飲むのもこのためだと思っている。飲酒すると、人とつながっているように感じ、ここちよいが、その主な理由は、私が人々を支配するのが好きだからである。しかし私はそうはしない。というのもそうする必要がないからである。もし自分の人生が十分うまくいっていなかったなら、私は既に悪党になっていたかもしれない。その可能性はあるが、しかし私には他の多くのもの――家族、友人、研究、ビジネス、メディアへの出演――などを手にしているので、これ以上必要なものはない。おそらく男の一部は女性を拾って、どうしても自宅に連れ帰りたいと思うだろう。しかしもし若い女の子が、「今あれをしたいの？」と言ってくれれば、私はその言葉で十分なのである。このことと実際にセックスをすることとは関係がない。私はひどい浮気者であり、そしてダイアンはこのことを知っている。と言うのも、女性がどのように私に反応するのか彼女は知っているからである。あらゆる年齢の女性は私の周囲に寄りたがるし、私は彼女らに耳を貸してあげる。これはゲームだと私は知っている。彼女らの恋人、夫は彼女らの話に耳を傾けない。そこで私が登場するわけである。しかし、周知のようにサイコパシーはこのような人の弱みにつけこむのがその特徴であるのだが、この好機に乗じるようなことを私はしない。私は最悪のそんな薄汚れたことはしない（I don't take it down the darkest dark road）

私が「向社会的〈社会適応的〉」（prosocial）サイコパスと私が呼んでいるものであることの理由がそ

ここにある。この代表（patron saint）はビル、「私はあなたたちの痛みがよくわかる」（I feel your pain）を口癖としているクリントン元大統領であるかもしれない(5)。もちろん私はクリントンを一人のサイコパスと診断することはできない。しかし彼はいくつかの重要なその特徴をもっており、ヘア・チェックリストでは少なくとも一五の項目がひっかかる。自分のために運動してくれている女子大生相当の年齢の女の子と性的関係をもつなんてことは世界中の笑いものだが、しかしありふれたことである。数多くの浮気を否定しているところなどは見たところひどくサイコパス的である。しかも種々の形で幾度も彼がしているのを皆が見ている彼の多くのささいな行動がある。ブロガーのジョン・クレイグが指摘しているように、クリントンが軍隊を賞賛しているときには、欺瞞的性格が表れ、彼が喝采を浴びているときには、欺瞞的謙遜をとうとうと述べ、深い悲しみを演じる必要があると感じると常に雄々しく涙をこらえていた。最新の貧困統計を聞くとしずかな忍び泣きが漏れてくることもあった。サイコパスでない者でも話をでっち上げるが、サイコパスの特性を持っている者のみが大きな賭にでて、幾度もこのような妙技を見せ、その役柄を踏み外すことは決してない。クリントンのキングメイカー的元助言者のディック・モリスが語ったように、この腹心の友は共感性に欠けている。さらに付け加えて言っているが、「ヒラリーはビルを愛しているが、ビルが愛しているのはビル自身である。それでも二人には共有している何かがある。」この国の、とりわけ彼の党の熱烈な支持者たちはそれでも彼を愛している。私とは政治的断絶があるとしても、私もまた彼が好きである。彼は私に似たところがある。

私の好きな気晴らしの一つは私のさまざまな知人や見知らぬ人々でさえもだが、彼らの個々の脳回路や遺伝を推量することである。彼らの人柄やさまざまな認知的、情動的特徴や微妙な言い回しなどから分析し、彼らのユニークな神経マシーンがどのように働いているのかを推察してみるのだ。逆のことを同僚や司法チームから頼まれることもある。まったく何も知らない人の遺伝子や脳画像データを検査してから、どのような人なのか、とかアルツハイマー病や統合失調症、うつ病、あるいはサイコパシーのような精神医学的障害をもっていないかどうかの説明を求められる。そのようなことを明らかにしたり、診断を与えたり、当人の特徴を記載したりすることに私はかなり長けている。私はこのようなこと以外に、たとえば競技場で勝利者を予想して、的中させたりするなど、同じような評判を得た。このようなことはすべて私の一番好きなゲームなのである。

二〇一〇年に、私が予測するよう依頼されたのは、一般的リバタリアン特有の神経回路や遺伝子があるのかどうか、あるのならそれは何か？ということであった。この質問を受けたのは「道理」(Reason)というテレビ番組であった。雑誌の「道理」はリバタリアンの考えや理想を掲げた指導的雑誌で、私がリバタリアンだということを聞いて、番組スタッフはサイコパスや、自由意志、公共政策、そして個人の自由についてのインタービューの中に先ほどの質問を忍び込ませた。型どおりの一般的注意（というのはリバタリアンについてこのような研究をした者は誰もいないので、私は知らないことであったので）を述べた後に、私の好きな思考実験をそこで試みた。

私が推量してみたことだが、リバタリアンの脳はそうでない人の場合よりも上部ないし背側皮質領野の機能が比較的高くなっている。このことはリバタリアンの特徴、つまり問題への理知的で冷たいアプ

(5) You Tube で“I feel your pain”で検索するとクリントンのこの口調が閲覧できる。

ローチの仕方が正常よりも高いということと関連しているだろう。またリバタリアンの脳は、彼らの多くで認められる対人的共感性が幾分低い水準にあることに対応して、島皮質活動が平均より低いかもしれない。つまりリバタリアン個人や集団について情動的に感じるよりも公正さや正義により重点を置いている。ニューヨーク大学のジョナサン・ヘイドはリバタリアンの研究を行い、同僚たちと二〇一二年に報告していることだが、彼らは民主党員や共和党員よりもより理知的で、情動や共感性がより低い。

不可知論者や無神論者のように、リバタリアンの犯罪率は低い傾向を示し、倫理性ともっとも関係の深い神経機構、眼窩前頭前皮質と腹内側部は正常か平均以上で、扁桃体や辺縁系皮質が関係する彼らの動物的欲動システムは非リバタリアンに比較して機能が低いであろう。これらの回路の諸因子は高い自己抑制と低い動物的欲動をもつ人間と関係しているであろう。

個人的な省察をしてみると、以上のパターンは私が政治的、宗教的考え方としてリバタリアン的考え方（Libertarianism）と不可知論・無神論を最初に選んだ、私の十代後半から二十代前半にかけての自分の行動と一致している。リバタリアンとして、人が死ぬ状況はさまざまであってよいと思う。いろいろな原因があるのだから、個人の死に私が責任を感じることはないし、一人の子どもを助けるために各人が一〇セントを寄付するべきだとは考えない。そのような甘やかしは、人類を結局は破滅させるだけである。そして大事にされる者は誰かと言うことを誰が決めるのだろうか？　百年、千年、一万年後のはるか未来を見据え、こんなことではどうなってしまうのか、と思う。もし社会のために明日一人の人間がくたばってしまうなら、あまりにもひどすぎるが、私は気にしない。一人の子どもが私の目の前で餓死するのを放置しようとは思わない――私は怪物ではない――、しかし私が政府を牛耳っているのなら、福祉はすべて削減するだろう。

リバタリアンの多くがこのような見解を告白するようなことを私は聞いたことがないが、もしこれが出版されたならば、多くの同志が賛同してくれると私は確信している。私にとって、憲法の基本原理——公正、私有財産など——を死守することによって、誰かが死ぬこともあることを知ってはいるが、それは私を苦しめることではない。もしこの体制が弱者や怠け者を取り除くのであれば、結構なことだ。社会を殺害することになるので、非生産的ないし無責任な行動を鼓舞するようなことはしたくない。私は一人の人間や集団よりも種としての人間の方により共感できる。

隣人よりも比較的大きな大義名分に関心を寄せる人もいる。多くの偉大な博愛主義者は——個人のレベルでは——周りにはそれほどよくないように見えるし、貧者や虐げられた人々にはとても深い共感を示すのに、ほとんど人との共感性を有していないように思える。マハトマ・ガンジーは私の数少ない英雄の一人だが、周囲にはいやな奴だったらしく、彼の妻のカスタルバ・ガンジーでさえも彼女や二人の子どもたちにさえ残酷であったことを述べている（Arun & Sunanda Gandhi "Forgotten Woman" を参照のこと）。二十世紀の他の英雄的人物は、聖女マザーテレサで異論はないところだが、彼女は彼女が援助した子どもも含めた、彼女に近い人たちには冷淡だと報告されている。ドネル・マッキンタイヤが二〇〇五年の「ニューステイツマン」〈八月二十二日号〉に書いているし（『マザーテレサの遺物の背後にある醜い真実』（The squalid truth behind the legacy of Mother Teresa））、またクリストファー・ヒッチェンスが一九九五年に彼の著書『宣教師の立場（Missionary Position）』で議論しているが、二人とも彼女が救った子どもたちへの不十分な、そして残酷とも思える扱いを指摘している。一方これらの非難は論争の的となっていて、私の英雄二人は人類に向けての包括的共感の一つの型を確かに明るく照らし出している。幾千人も救っている共感は、偉大な博愛者によって他の点では確かに救われている個人に対して無視ないし残酷と言えるほどに非人間的なものとおそらくはなるのであろう。

奇妙にも神経学的に障害のある子どもが苦しんでいるのを観ることは実際私には頭にくることである。私はロシア映画『Dau』〈Landau の略称、愛称か?〉で、一人の狂気の科学者役を演じたことがあった。この映画のモデルはノーベル賞受賞の物理学者レフ・ダヴィドヴィッチ・ランダウであった。映画制作中に、スタッフが泣き叫ぶ赤ん坊で一杯のケージの中で撮影したとき、私は泣き始めた。神経学的疾患(胎児性アルコール症候群、ダウン症候群)を持った二人を観たとき、私はほとんどわけがわからなくなってしまった。発達障害を持った子どもらへのこの反応は私の若い時の体験の性である。私の友人の妹がダウン症候群患者で、このことが私を突き刺した。私が父と叔父の薬局店のために配達をしていたときに、発達障害をもった多くの子どもたちに出会ったが、この子らは苦しんでいるように思えた。私が思うに幼少時期に私が強い共感を抱いた一つの例がこのことである。他の情動は色あせてもこのことは私の情動的反応の目録に残っている。それは悲しみを引き起こす一つの条件反応となったのかもしれない。と言うのも他の人々に対してはこのような反応を起こすことがないからである。

慈善行為や功徳への私の関わりは完全に未知の人か、私の知人たちにとっても面識があるという程度の人の場合が圧倒的に多い。ダイアンと私は個人的に、そして匿名で慈善を多く施している。それは私たちの義務である。そして私はアドバイザーとして慈善事業に多く関わっているし、諸委員会での奉仕的仕事も数多くしており、これに対して報酬を受け取ることを拒否している。私にとってこれは州政府から給与を得ている教授職にある者として私の務めの一部である。私はこのような奉仕活動をすると同時に親友や家人を窮地に追い込むようなことをもしている。このような行動に対して私は弁明はするが、彼らに贖罪はしていない。

私が施しをするという事実は福祉には私は不同意であることと矛盾しているように見えるかもしれない。しかし福祉とは資力を稼いだ人から長期的制度に注ぎ込むのだが、これに依存する人がそこから脱却するようなことは何もしないものである。一方路上で飢えている貧しい人々が数多く存在しており、一部の行き届いた慈善事業は彼らを自立させる（get on their feet）のに大いに役立っているという事実を無視するほど私は冷淡ではない。アフリカではその必要を知ったので、私は建築や医療、教育資材に金を注いだ。しかしそれは秘密裏にする必要があり、日和見的な寄生虫的人間を呼び寄せることになりかねないことを私はしなかった。

最近になって自分の共感性のなさにより強く気づくようになったが、時には潜在意識が私のために働いてくれることがある。このような瞬間がどこからともなくやってくるのだが、もっとも多く、はっきりしているのが夢においてなのである。二〇〇八年のこのような特別なある夜に夢で私は目覚め、呆然としたままであった。というのも夢と関係した感情はとても強烈で、覚醒しているときには沈黙している私の脳のある部分からそれは生じてきたように思えたからである。

それは午前四時のことで、この夢を以下のようなメモにした。

私は旅をしており、アイルランドの田舎にいた。ある瀟洒《しょうしゃ》な邸宅の大きな中庭でのパーティに偶然出くわし、裏口から中に入ろうと決めて、会場をうろつきながら、洞穴のようなパーティのメイン会場の部屋に入った。そこは暗い木が並んだビアホールであった。誰かに何を探しているのか、と訪ねられ、冗談半分に「真理」さ、と返答した。私の妻がリンパ腫になるまで愛や真理、美に対する私の感覚は不透明で一緒くたになっていたと話した。それから私は話していた場所から夢幻的世界へ入っていった。夢が進むにつれ、ダイアンと私は変身し、二人は背中から光り輝くプラズマに埋め込まれた。非常に心地よい優しく輝くプラズマは、実際は水彩とパステルで塗られたいくつかの層であって、その間に私は埋められていた。その絵の中で、私は仰向けに横になると、絵の色彩が溶け始め、純色や混合色の素晴らしい色合いで、私の周りを洗い始め、幾層にもなって回転し、渦巻きとなって流れながら素晴らしい色彩のこの上もなく美しい万華鏡となった。そしてこの幾層もの色彩は最後に私がその一部となっているこの巨大な絵画をすべて洗い流し、私だけが取り残されて白いキャンバスの上で仰向けになっていた。そして私は自分に尋ねた、「真理と美、そして愛。すべてはどこにあるのか?」と。この答えを得ることが私のすべてであった。〈キャンバスの上に横たわっている〉私が頭を右に向けると、隣には私の妻ダイアンがいた。これこそ私の問いへの答え、啓示であった。私は真の愛を彼女に認め、完全に幸せであった。テーブルにいた宗教的指導者（グル）とその友人たち全員が手をかざし、そして「彼は答えを見つけた」と、大きな声で言った。そして三つの謎はすべて消え去っていった。

この夢は私がとくにマナーが悪かった一年目か二年目の中頃に現れた。この夢は私にとって感動的なものであった、と思う。このような時にはダイアンへの私の本当の思いに気づき、私の共感性のなさが、彼女のような天からの授かりものを不注意にもどれほど傷つけているのかを思い知った。

それでもこの夢は私を押しとどめることはなかった。前述したがっかりするような一連の浮気事件はその後まもなくに起こったことだった。

第八章　私の脳内の一群

二〇一〇年ノルウェー領事館が二日間の小さな会議でうつ病についての講演を私に依頼してきた。それまでにこのテーマで幾度か話をしたことがあり、うつ病や双極性障害、そして統合失調症を含む精神医学的障害が創造性に与えうる影響はいかようなものかということに格別関心があった。そこで私が講演の準備をしたのは画像法と遺伝学、心理検査を組み合わせて、うつ病のような精神疾患の数学的モデルを作成することの有効性に関してであった。そして自分を事例にしたパーソナリティ障害に関する最初の講演を行うことにした。これは学識もあり、慎重で、手強い聴衆として知られている幾人かの世界的精神科医の面前で、サイコパス殺人者とサイコパス一般に関する私の三脚論仮説を検証する素晴らしい判決の場となると期待した。私にはこの仮説に対して科学的自信があったし、自分をサイコパスとは実際は信じてはいなかったので、〈第三の脚が加わって、私がサイコパスではないことの旧い理論との矛盾という〉苦境からこの理論が私を救ってくれるという喜びがあった。

オスロ・シンポジウムのタイトルは「精神疾患――双極性うつ病とうつ病」で、このシンポジウムはいくつかの理由から興味深いものであった。北欧諸国の大半と同じく、ノルウェーでは人々は自分たちや家族、友人が精神疾患、とりわけうつ病に罹患していることを認めたり、議論したりすることを躊躇する。ミネアポリスのノルウェー名誉総領事館の教育と研究の責任者であるエレン・スー・イウォルドや、オスロ大学の有名なアルツハイマー病の専門家であるレイダン・トープとがこの会議を組織して、この国民的問題に挑戦し、うつ病の臨床専門家として世界のトップの一人であるミネソタ大学のホセイン・ファタミを招待し、大うつ病と双極性障害の種々の型をめぐっての医学的、精神医学的諸問題を議論することにした。イウォルドはまたヒェル・マグネ・ボンデビック前首相を説得し、彼の首相時代第一期に最初に彼を襲った双極性障害との彼自身の戦いが話されることになっていた。一九九八年にボンデビックは自分の状態を認める発表をするというかなりの勇気と指導性を発揮し、治療開始のために休養をとった。予想に反して、彼はその後職務を遂行し、第二期も務め、首尾よくいった。このことが一つの突破口となった。

私たちの講演会の前の晩にファタミ博士と私は顔合わせをし、お互いの講演の調整を図った。私は講演前には常に軽い躁状態になるのだが、この状態の勢いに数杯のウォッカが重なり、自分のパワーポイント・スライドを荒々しく紹介していった。コンピュータの画面で、素早くスライドを展開しながら、私はホセインの顔をちらりと見た時、彼の表情には興味が浮かんでいた。彼は、私が彼に話している会話の圧倒性、私の軽躁状態に既に気づいており、この増強された動きから私がそれまで考えもしなかったものを彼は疑っていた。ホセインは、私が双極性障害を有しているのかもしれない、と説明してくれた。この会合は私が実際は気分障害を有しているかもしれないということを真剣に考えた最初の機会であった。一〇年ほど前に友人で同僚でもある著明な一人の神経内科医から聞いた話だが、彼は同僚の神経内科医からはじめて自分の双極性障害について聞かされたのであった。彼自身自分の障害を理解していなかったが、これは神経内科や精神科の臨床医の世界では、とくにまだ臨床実践の経験が浅い段階では、よくあることである。

私がそうとも知らずに人生の大半において双極性障害をもっていたかもしれないという新事実は私をたたきのめした。長い間、臨床の同僚で友人であるエイドリアンは精神科医で神経生理学者でもあるのだが、彼が二〇〇五年に語ってくれたことによると、私の脳波は普通ではない脳波パターンで、独特のアルファ波律動を示していた。アルファ波律動はニューロンの同期化された発火で、一秒あたり八〜一二ヘルツないしサイクルの範囲にある。図8Aに示されているように、私の場合、非常に高電位の単一周波数律動が私の前頭葉にまで達していた。図の上段はアルファ波「コヒーレンス(1)(一貫性)」(coherence)を二色の脳内分布図にして示したもので、正常人のアルファ波一致度〈図の白い部分〉の大半が後頭部である後頭葉に存在している。一方私のものは強度で、なおかつ後頭葉、側頭葉、そして前頭葉に広く広がっている。正常人と私の実際のアルファ波律動が図の下段に対比させて示されている。正常なアルファ波のピークは幾分広く、九〜一〇の範囲に分布しているが、私のものは電位が非常に高くて、範囲もせまくて約九・七ヘルツに限局されている。

エイドリアンが語ったことには、私のこの脳波パターンは一種の高度に注意を集中させた、禅の瞑想

---

(1) ある一つの波の異なる二つの部分を取り出したとき、それらの位相・振幅に一定の関係があるかないかによって、その波はコヒーレントまたはインコヒーレントと形容される。このとき、波の時間的に異なった部分をとりだしたのであれば時間的コヒーレンス、空間的に異なった部分を取り出したのであれば空間的コヒーレンスと区別される。単にコヒーレンスと呼ぶ場合には、時間的コヒーレンスを指すことが多いようである。

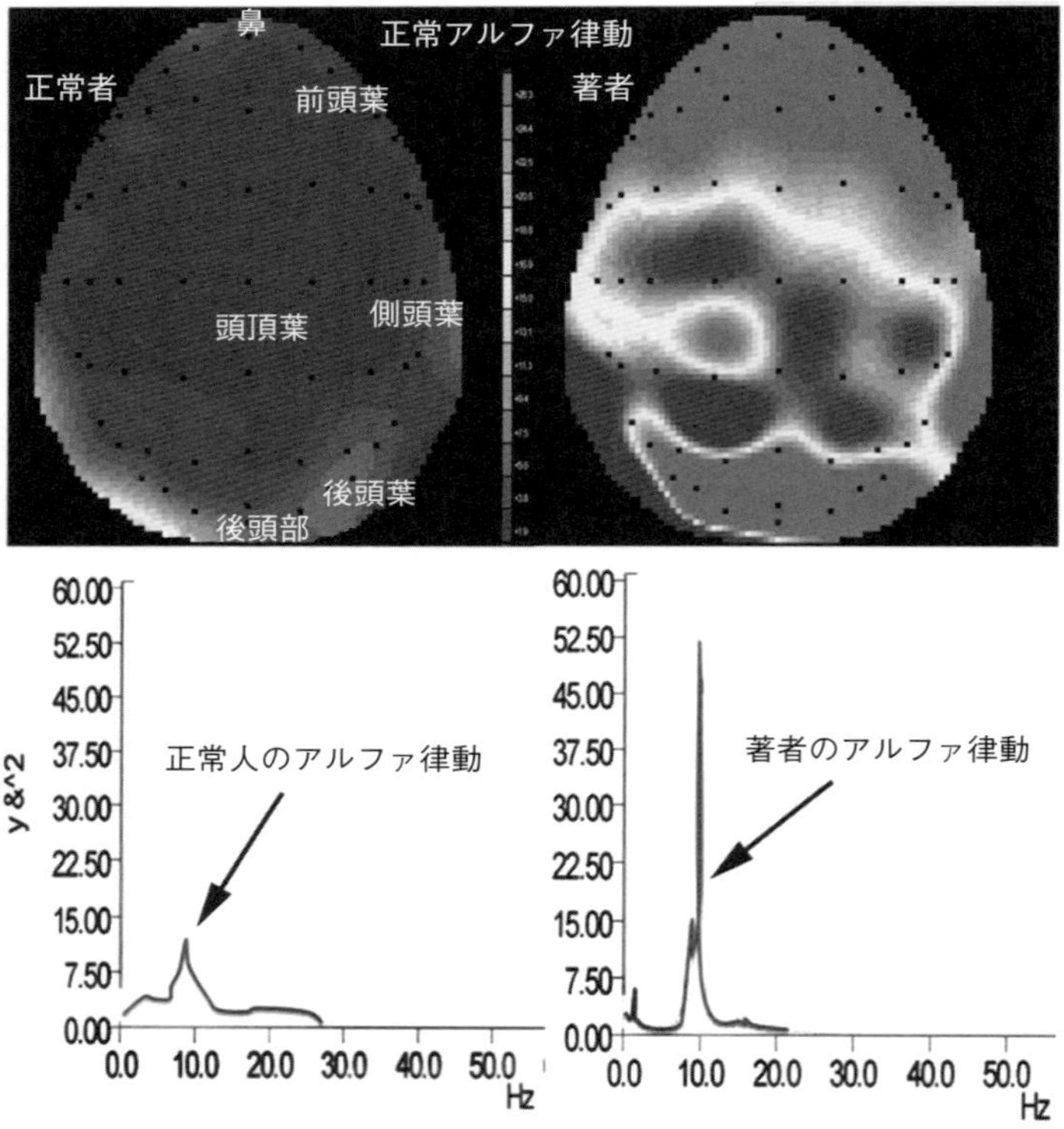

図8A　著者自身の脳波アルファ波コヒーレンス

状態と一致しているが、しかしこれはまたうつ病の重要なリスク標識でもある。しかし脳波とうつ病とのこの関係について彼は何一つ説明してくれなかった。もちろん私は禅の脳を全面的に愉しみ、もう一方のうつ病の部分は無視した。〈都合が悪い方の〉このような否認は人にはよくあることである。何十年も私を熟知している多くの臨床家は私が明確な軽躁病者であると常に言っていた。これは素晴らしく意気盛んな状態で、絶えず太陽エネルギーがいつでも注入されているように感じる。私はこの状態に何日も突入し、時には一気に何週間も続くことさえあった。それは誰も治療されることを望まないような型の病気である。それは素晴らしい感じで、その状態にある者はいつも偉大だと感じる。とはいえ、おそらくは周囲にとってはまったく迷惑この上もないのだろう。この活発さは双極性障害と関係している可能性があるという考えは私にとって理論的には受け入れられるものであった。双極性障害はうつ病エピソードよりも躁病や軽躁病の狂騒によってよりよく明確にされるということを既に知っていた。

このようなことを考えると徹夜になったし、結局このことは病気を見る私の目を変えた。また私の人生における種々のエピソードを振り返ってみて、これまで見逃していたかもしれない徴候を探し求めた。それで、自分がうつ病者であると考えたことは一度もないが、いくつかの形而上学的そして実存的危機と関連していた強い恐怖のエピソードを何度か体験はしていた。それは私が九歳頃に始まり、この上もない恐怖を伴う否定的考えの圧倒するような出現が特徴的であった。それは一五〜三〇分ほど続き、その間私は一連の死に関する考えを反復していた。それは神とか死後の世界、霊の概念、存在の意味とかで、重要なことは何もなく、人生は生きるに値しないという結論に時折達していた。

このようなことは愉快なことではないが、少なくともこれらのエピソードは数分だけだが続いた。（私の子どもたちのうち二名、私の孫のうち一名が同じエピソードを呈している。私たちはこのようなエピソードを「死の叫び声」（death yips）と名づけている）オスロでのその日まで、これらのエピソードは死と死すべき運命に関する私の強迫症に対する情動反応としか私は考えていなかった。これらのエピソードがうつ病の一つの症状かもしれないという考えは私にはまったくなかった[2]。

私たちの多くが、うつ病とは外界の悲劇、またはストレス、暗い考え方から引き起こされるものだ、と当然のことのように決めてかかっているのだが、しかし多くの場合うつ病エピソードは脳において自然に発生し、それがこれら暗い考え方を生み出しているのだ。同じような現象はいつでも私たちに起こっている。たとえば、睡眠中の射精は睡眠中のイメージを生み出し、夢精と呼ばれているが、これも同様な機序が考えられる〈身体の変化が精神の変化を起こしている〉。さらに別の例では自由意志をどのように考えるのか、という問題がある。私たちはまず行動を計画し、それから意志によってこれが実行される、と誰もが考えているが、一方では場合によっては、私たちの前頭葉の一部が、実際には、まず最初に無意識のうちに、行為を実行しようと「決断」し、その後に私たちはこの行為を実行するのであるが、私たちは自身を偽って、自分がこれを計画したと考えている。言い換えれば、私たちは自分がその活動をコントロールしていると騙されつつ考えている。このことは、安心のために、もしくは少なくとも論理に適った話の展開が必要なために、私たちの意識存在（conscious existence）が時にはいかに支配されうるのかということである。私たちの身体と脳は調和して働いており、何をするべきか決定しており、そして数秒後には、私たちは、自分が実際にそうしたかったのだと己自身に語って聞かせているのかもしれない[3]。

ファタミ博士と私のスライド発表について議論した翌日、オスロ大学で、政治家、メディア、学生、神経科学者、精神医学者たちを交えた参加者たちに講演を行った。オスロ講演の前の晩に、自分の脳のセロトニンと側頭葉下部と前頭葉の不均衡について考察した後のところに、いくつかのスライドを追加した。一枚は、ドーパミン伝達低下によって気分低下をもたらす脳領野はどこなのか特定している脳の図であった。この領域は膝下部帯状回（subgenual cingulate gyrus）と呼ばれているところで、うつ病者では慢性的に「スイッチ・オン」になっている可能性がある。エモリー大学の神経内科医ヘレン・メイバーグは深部脳刺激（deep brain stimulation：DBS）、脳に電極を差し込む治療技法を採用して、ここをスイッチ・オフにして大うつ病を即座に治療することができることを発見した。この領域の活動低下〈スイッチ・オフ〉はサイコパシーと関係しており、このことがサイコパスを合併している大うつ病者を数多くは見かけないことの理由である。

いくつかの解剖学的スライドを提示した後、私の臨床的、準臨床的、身体的そして行動的な表現型（私の実際の諸々の特性と障害）の数多くをスライドで列挙した。また私の対立遺伝子、これら遺伝子の相互作用を考慮した巧妙な「ネットワーク分析」（net work analysis）を駆使して関係する疾患のリスクを挙げ、このネットワークからどのような疾患や特性が推論されるのかについても触れた。「ウォールストリート・ジャーナル」掲載論説によって二年前に私が受け取った遺伝学的検査結果より完全な追跡検査の結果として、以上の成果を私は丁度得たばかりであった。これで確認されたことには、私は攻撃性の数多くの遺伝子を持っているのだが、その他のことについてもいくつか関係する諸遺伝子についても詳細なことがわかった。

（2）うつ病において強迫症状が出現しやすいこと、若年時発症では成人時発症と異なりうつ病がうつ病らしい典型的症状を呈さず、見逃されやすいことは精神医学の世界では古くからよく知られていたことである。
（3）自由意志否定論、生物学的決定論的傾向をこのように示す著者が自由論者、リバタリアンであるというのも面白い。

他のスライドには私の人生で体験してきた症候群のすべてと、その発症年齢と終息年齢が網羅されていた。そこに挙げられたのは、喘息、アレルギー、パニック発作、強迫性障害、高度の宗教性、高血圧症、肥満、本態性振戦、嗜癖、軽躁病、高度に危険な行動、他人を危険に追い込むこと、衝動性、不眠、共感性の平板化、攻撃性、快楽主義、個人主義、急激な創造性の昂進、そして多弁であった。

特性と臨床的状態のリストの次に、さまざまな神経学的、心理学的、行動的、内分泌的、呼吸器や代謝障害を含む特別な障害とどの程度のリスクで私の遺伝子が関係しているのか、統計的評価を試みたものを講演した。表現型－遺伝型の組み合わせはかなりよく一致していた。〈悪夢と私の遺伝子との結合を検討した後、ファビオ〈前出：有名な精神科医で、UCIの同僚〉は私に、「君が思春期は言うに及ばず、胎児期の発達まで通して、この説明をするなんて驚きである」と既に語っていた。私は〈既に流産を四回経験していた〉ということに触れた、ファビオの反応であった〉。講演――私は自分のうつ病エピソードの可能性があったのだ〈というこ〉母親のさらにもう一つ別の流産や、十代での自殺者のケースとなっていた可能性についてはそこでは言及していなかったのに――の質疑応答の最後に、精神科医の座長はこう言った。私の遺伝的情報と精力的な活動からして、私は双極性障害の一つの亜型を有しているように思える、と。これは前の晩のホセインの疑いを支持するものであった。

自分の脳スキャン画像以来私が体験してきた自分発見の六年間で、このことは本当に驚いた最初のできごとであった。私を形成したより深い地下水脈に関する手がかりを持っていなかったことに気がついた。シンポジウム終了後の夕方遅くに、三十五年来の友人で、オスロ大学の学長（rector）で博学な神経科学者オレ・ペッター・オッテルセンの自宅で、他の臨床家も交えて歓談したが、その際彼らは、私が最初から両極性障害者であったことを支持した。ある人は私の暴露的講演を「ルッターの告白」になぞらえていた。私の人生にとって、これがどのような意味を持っているのか私にはまだわからない。しかしそれからは、私の頑なな神の否定はうつ病の原因ではなく、その産物であると考え始めた。（いまでも私は神について確信が持てない。神も来世もあるのかもしれないが、いったい誰がそのことを知っているのだろうか？）

慎重な神経科学者と臨床家たちからの貴重な意見を得たおかげで、オスロへの旅行は私の「三脚理論」についての確信をさらに高めてくれた。しかしどこでどうなったのか、私はこの旅の最中に双極性障害（軽躁病）に「罹患」してしまっていた。〈危険な現実に気づかず〉崖から飛び降りてしまったワイリーコヨーテ(4)のように、ことの重大さを認識するほど十分にペースが落ちてくるまで、私は自分の双極性障害の現実に気づかなかった。

オスロでの二日間にファタミ博士の会話とその講演を聴いて、私はうつ病と双極性障害の臨床の複雑さを大いに学び、私が講演で示した神経解剖学的回路と臨床像とを比較し、さらにはノルウェーから帰宅して後はこの障害に関する私の知識を最新のものに替えていった。

「アメリカ国立衛生研究所」の「医学百科事典」（A.D.A.M. 社）による双極性障害の定義は以下のように記載されている。「双極性障害は非常に好調ないし易刺激的気分と抑うつ気分との間を行き来する人たちの状態を指す。躁病とうつ病の間のこの「気分の動揺」は大変に早い……双極性障害を持ってい

（4）Wile E. Coyote：米国で有名なアニメのキャラクターで、崖から飛び降りるシーンがある。

る大半の人たちにおいて、躁病ないしうつ病の明確な原因というものがない。躁病期は数日から数カ月続く」。十九歳以降、睡眠欲求がほとんどなく、思慮のない行動や、気分の高揚、過剰な活動性を含んでいる、私の軽躁病時の症状はそこにあげられている項目の八五パーセントに相当していた。うつ病期に通常体験されるのが悲哀、集中力困難、疲労、低い自己評価、希望がもてない、ということである。

うつ病は気分障害の複雑な組み合わせで、全部合わせてみると、総人口の一〇～一五パーセントが人生のある時点で罹患し、もっともありふれた精神医学的疾患の一つとなっている。配偶者、わが子、友人あるいは仕事を失った結果抑うつ的となることは、言うまでもなく、当たり前のことである。しかしうつ病は何ら明確な環境的刺激がなくとも起こる可能性があり、そして多くの場合家族に伝達され、このことは少なくとも一部は遺伝的なものであることを物語っている。以前は躁うつ病と呼ばれていた双極性障害を、重大な臨床的うつ病である大うつ病障害（ＭＤＯ）から区別している重要な特徴は気分の落ち込み、もしくは抑うつ気分と交代で循環する軽躁病ないし躁病が存在している。他のタイプのうつ病もあって、たとえば季節性感情障害（ＳＡＤ）は暗い冬の月に再発する脳のリズム機能障害をもった人々において典型的に出現する。産後うつ病（ＰＰＤ）や気分変調症（dysthymia）（うつ状態の軽度、長期持続型）もある、メランコリー性うつ病では患者は喜びを感じられず、アンヘドニア（失感情症、失快感症）と言われている症状を呈する。一方大うつ病にもカタトニアを含むいくつかのタイプがあり患者はほとんど動かない状態となる[5]。また精神病性大うつ病（ＰＭＤ）では、うつ病のみならず、幻覚や妄想をも患者は体験する。

とはいえ、私の個人的関心は私の親しい友人で精神科臨床医や神経内科臨床医たちによって過去何年にもわたって私について言われていた双極性障害に向けられていた。私はこのような助言は常に大して重要なことと思わなかったが、その理由は単純であって、多分私の若い時分に開始した恐怖感や十八歳時に始まった典型的なパニック発作に伴う混乱した奇矯な広範囲の感情以外には通常の人が体験する正常な抑うつ感情を呈した可能性ということは私にはまったく考えられなかったからである。その代わりに私の大人になってからの生活は陽性感情興奮、愉快な破壊行為、創造性や気まぐれのめくるめくような狂騒、ほとんど毎日のようなお祭り騒ぎで満たされていた。カレッジ卒業後の成人時代一貫して存在している積極的気分の広がりと強度は、私は楽しくやっているといつも思えていたのに、私の周囲の人間たちにとっては騒々しいだけで、他人にとってはうんざりするようなものであった。そして私はいまだにその状態なのだ。

ほとんど慢性的な、この過度の陽性的気分は双極性障害の徴候ではないという私の思い込みはおそらくは、私の一方的な否認であったのであろう。私はうつ病は一種の弱さの現れとみなしていたし、私はその犠牲者かもしれないなどと思いたくもなかった。自分が正気である者が軽躁病の治療を望むだろうか？　口の達者な神経内科医が言ったように、「フライパンの湯気」のようにはかなく、どうなるかわかったものでもないとしても、ともかくその状態は最高なのである。

双極性障害は今ではスペクトラム障害の一つと考えられており、このことは私たちがその正体をいま

（5）カタトニアは緊張病のことであり、これは通常は統合失調症の亜型の一つであるが、最近ではうつ病にも出現するとの報告がなされている。

だ完全にはつかめてはいないことをも物語っている。その主要なタイプは二つあって、双極性障害I型は躁病期を持っていて、双極性障害II型は、躁病の軽症バージョンである軽躁病によって特徴づけられている。またIII、IV、V、VI型のような比較的稀な型も存在している。双極性障害I型はより深刻で、周りを弱らせるもので、躁病のかなり騒々しく、攻撃的で、易刺激的状態は精神病的妄想や幻覚、パラノイアを呈し、さらには対人関係や仕事、〈乱費によって〉預金にかなりの打撃をもたらす行動を起こすことがある。

私の同僚で生物学者のロブと私は彼の臨床的躁病と私の軽躁病とを一度比較しあったことがあった。私は彼に言った。幾日も幾週間も続く自分の軽躁病では、不眠や生産的創造性の高揚や、かなり騒がしいパーティをしたいという欲望が生じてくる。彼はこのことと当人の躁病エピソードとを比較し、次のように語った。典型的エピソードでは一週間も続き、研究室を離れ、ラスベガスに飛んでいき、そこで彼もまた夜昼なくギャンブルやパーティに明け暮れたりするが、しかし彼は要りもしないテレビを三〇台も、また宝石や高価な家事用品を購入したりもしている。その時は一週間で五万ドルも使ってしまった。このような行動によって結婚生活は破綻し、彼自身の経歴は幾度も傷がついた。また彼が語ったことには、躁病期は素晴らしいもので、彼の創造的成果は多いが、質的に高くはなく、このようなことは私の軽躁病体験とは幾分対照的である、という。

私のエピソードの一部だが、自宅での乱痴気騒ぎで酔ってしまいパーティを切り上げてから、ラスベガスに気心の知れた連中と車で向かい、そこで明日などまったく気にしないかのように週末を酒とギャンブルで過ごした。ダイアンは信じられないほど無思慮なこの無断小旅行に気づき、飲酒運転やその他の危険な行動を気遣った。（子どもたちは決して不平を鳴らさなかった。というのも彼女らは自分たちの父親は変わっていて、信じられないことをするもんだ、と思っていた）とうとうこの悪ふざけは私の友人の結婚生活を危機に陥れ、私の友人たちを失う羽目になった。基本的に彼らの妻たちが彼らに語ったこととは、もう私と行動を共にして遊んではいけない、と言うことだった。ノーベル賞を受賞した同僚の妻だが、私をパーティ会場の廊下に連れ出し、懇願したことには、私はもう彼女の夫とつきあってくれるな、ということであった。別の妻が話してくれたことには、私は彼女に映画、『華麗なるギャツビー』のシーンを思い起こさせる存在で、その場面ではニックはブキャナン家に対する彼の最終的感情について次のように語っている。「トムとデイジーの二人はいい加減な連中で、物や生命を破壊してからまたひどくいい加減な生活に逃げ込み、彼らが巻き起こした混乱を他の人々に片付けさせる」。私の友人の妻が私の軽躁病や、あるいは少しばかりもっと不吉なことを言いたいのか私にははっきりしなかった。幾分かのつかみどころのない期間がすぎ、私の遊び仲間はすべて、私が一部分は原因となっている夫婦関係の亀裂を乗り越えた。

精神医学的状態は併存疾患（comorbidity）と呼ばれている現象を伴うことがしばしばある。これは問題となっている主要な疾患に付加されている別の障害の存在を指している。こうして双極性障害とか統合失調症とかの診断のついた一人の患者が境界性パーソナリティ障害のような別の診断をも持っていることがしばしばある。サイコパスであってほかには何もないような者を私は誰も知らない。もろもろの障害の間には現れている症状や関連する脳領野、そして関係する神経伝達物質において広範な重なりが認められる。しかも私のサイコパス的特性は、他の諸問題もまたこの特性形成に関与しているので、孤立させて考察することはできない。私が他の人々に魅力的な理由の一部は私が溌剌としていて、軽口をたたき、適当なことを言えるからである。なるほどそのようなエネルギーや流暢さは私の軽躁病からきている。こうして私の行動はすべてがつながっている。

インディアナポリスのリリー研究所のドレン・セイグマンとモリコ・トーエンが書いているように、双極性障害者はパニック障害や強迫性障害、物質乱用の危険性が高い。加えて大うつ病性障害者ではなく、双極性障害者の約三分の一は反社会性、境界性、演技性ないし自己愛性パーソナリティ障害をも呈する。これらの人々はまた自殺の危険性もより高く、肥満、糖尿病第二型に、そして喫煙常習に発展する傾向がある。

双極性の併存疾患の以上のリストは最近私を躊躇させることがあった。それは私の幼年時代に始まり、十代や若年成人時代を通じて交代しながらも続いていた障害との交友録であった。私はこれらの障害に関係した症状をたくさん持っていたし、これらの各々が私の人生のある時期を支配し、十代初めに一つの頂点を迎え、そして別の完全な一組の諸症状に取って代わられた。いずれの場合にも各障害の少なくとも症状の八〇パーセントを伴う長い不調な状態を呈し、これが幾年も続いた。もう一つ別の興味深いことは家族の年長者や臨床医たちによって私に語られた話や臨床症状報告で明らかにされたことであった。これらの障害の大半はセロトニン系によって強く影響されており、より低いながらもドーパミンやノルエピネフィリン、ヒスタミンの神経伝達物質を含むその他のモノアミンによっても影響されている。しかし、セロトニンと側頭葉とが際立っていた。しかも軽躁的で素晴らしい私の人生はセロトニンの破局状態であって、ひどい状態にある側頭葉下部のうめき声であった。そしてもしも側頭葉下部なり下側

（扁桃体をも含めて）に問題があるのなら、前頭葉下部と島とのその結合にも少し障害があることになろう。この障害は私のＴＥＤでの講演ビデオを見たアミー・アルンステンが教えてくれたように、私のＰＥＴスキャン画像で明確であった。私の心理的世界は理解可能なものになりはじめた。

オスロの後、私の型破りなモノアミン・システムが私の体験を説明してくれる別の見方を考え続けた。二〇一二年の世界科学会議（World Science Festival）で「狂気を再定義する」（Madness Redefined）と題したパネルディスカッションの中で、うつ病の専門家で著書もあるケイ・レッドフィールド・ジェイミソン、精神医学と司法の専門家のアイリン・セイクス、そして私とが論じ合ったのが、非常に多くの双極性障害者がなぜ創造性のそのように急速な出現を示すのか、そして彼らが芸術、音楽、劇や科学においていかに数多く存在しているのか、ということであった。

軽躁段階では、モノアミン伝達は増大し、これらの神経伝達物質は陽性的気分をもたらし、当人は何かを創造したくなり、それはまた皮質のさまざまな領野間の結合をも高め、新たな連合を可能にする。この創造性への衝動は精神疾患がときには祝福とみなされる一つの理由になっている。とくに私の場合のように軽度の双極性障害の場合はそうで、この場合には完全な躁病やうつ病のような荒廃のない軽躁病の喜びから人は利益を受けている。

側頭葉と、知覚的記憶と情動記憶のその機能の調整に大きく影響を与えているのが、ノルエピネフリンやドーパミン、とりわけセロトニンで、これらはすべてが感覚入力を増強したり、減少させる回路を調節している。私自身の遺伝子はモノアミン経路に関係する酵素やたんぱく質の遺伝コードを担っている諸々の高リスク対立遺伝子の異常な混在を示している。しかし機能異常の一つの型に対するハイリスクは他の型の機能にとっては低リスクなものとなりうる。たとえば成長因子であるＢＤＮＦ（脳由来神経栄養因子：brain-derived neurotropic factor）の遺伝コードを担っている一つの対立遺伝子は優れた記憶ともだが、しかし高い不安とも関連している。これが、私がもっている組み合わせであり、私の実際の行動とも一致している。ＢＤＮＦの別の対立遺伝子は比較的低い記憶と、そして低い不安との遺伝コードを担っている。そうであるなら、高い記憶と高い不安と、比較的乏しい記憶と柔和な素質とどちらがよいのだろうか？　難しいところである。

下側頭葉は情動記憶、恐怖、怒りや不安以外にも、洞察、神や超自然的なものの感得、超感覚的知覚（ＥＳＰ）を体験しているという感情においても役割を担っている。これらのいわゆる「超能力」（"psi" abilities）に含まれているのが予知、透視、予感、念力、などの愚かな行為である。側頭葉てんかん患者が報告していることにはてんかん発作のエピソードの前兆としてＥＳＰが体験されることがある。超自然的なものの感得や時空間を超えた体験報告は統合失調症者や幻覚惹起剤使用者たちでは普通のことである。これらのいわゆる超能力体験は臨床家や研究者によって実際の能力の客観的徴候ではなく、ある障害の主観的症状として扱われている。

ＥＳＰのような神秘的体験の確信は「魔術的思考」と精神医学では呼ばれており統合失調症や、非合理的恐怖、強迫性障害のような基礎にある疾患の一つの症状と考えられている。魔術的思考と関連した重大な精神医学的徴候以外に、タブーや迷信、さらには祈祷のような一般的にも受け入れられている習慣がある。ある人の魔術的思考は他の人においては心に深く根ざした宗教的信念であるかもしれない。精神病者、多分に双極性障害、単極うつ病、あるいは統合失調症と関連した精神病発症を体験している人たちが誰かを殺せという声が聞こえ始める時には、この側頭葉の問題は個人的信念から社会への重大な威嚇となる。妄想に突き動かされた殺人は原発性サイコパスでは通例は認められず、これらの者たちでは捕食的な行動はこのような幻覚や情動の関与がなくて実行される。一部のサイコパス殺人者は暴力の起因となる幻覚を体験するが、この種の動機や行動はサイコパスというよりも併存する精神病状態を有するサイコパスによる可能性がもっとも高い。

おそらくは側頭葉を基盤とするセロトニン誘発性でほとんど霊的なものと分類されうるようなある知覚の明確な記憶が私にはある。この知覚は私が三歳の時に始まったのだが、もっと早い時期であったかもしれない。毎晩仰向けになって、ウトウトし始めて、まぶたが閉じた頃に、視界の周辺に巨大な黒いシルバーシートを感じ、それからこれが見えてきた。そしてこのシートは私の視野の中央に移動し、それから光り輝く一点に縮小し、私めがけて迫ってきた。この光点はちょうど眉毛の高さで私の額の中央めがけて、スピードを上げて突進してきた。そしてこの光のエネルギーが私に突き当たった時に、無限大の物体と同時に無限小のサイズのように感じられた。この点は羽のように軽くなったようだが、それでもやはり宇宙の全物質のように思われるものであって、「パチン」と私に当たった。この体験は不気味でありながら、力強いもので、これがもたらしてくれた神秘に近い感覚を私はいつも十分に楽しんだ。

一九六〇年代の終わりに、私の友人のひとりと深夜に車でカレッジに戻る途中で、私のVWビートルのフロントガラスに反射して緑銀色の光が点滅しているのが見えた。あまり奇妙なので、私は車を牛の放牧場の縁に寄せて、車外に出て、冬の闇夜の中をぶらぶら歩いてみた。私の友人と私が上を見上げると、オーロラもしくは北の光が幾十もの組になって強く輝いているのを目撃した。私は巨大な劇場の舞台の上にいるアリのように感じ、舞台の幕を見上げていて、それが陽炎のように揺らめき、はじけて、宇宙のはるかかなたの一点に消えていった。これは幼児期の夜の体験とひどく似ていた。

この後私のカレッジの物理の時間に、初めてブラックホールに関するジョン・ホイーラーの記述を読んだ時、幼児期に私が感じたことはブラックホールへ落ち込むような体験であったと理解した。それは、私の頭脳の化学物質が作り出した素晴らしい感情の十分満足のいく明白な説明であった。

第九章　サイコパスの脳を変えることができるのか？

オスロでの体験はサイコパスの私の仕事全部にきっぱりかたをつける動機となった。オスロの精神科医と遺伝学者たちはうつ病よりも主として軽躁病を特徴とする双極性障害の一つの型に私は罹患していることを私に確信させてくれたし、この会議の前に私が行った完全な遺伝子の精密検査によって明確な確証が得られたことには、私の共感性ホルモンとモノアミン・システムにおいて何か支障があるということであった。いまや私の人格をもっと詳しく見ていく必要があった。

人格と性格は違うものである。私たちのだれもがこれらについては常識というものを持っている。「人格」は情動性（神経症的傾向、不安、回避傾向）、外向性、人付き合いのよさ、新しい考え方や体験への開放性や意識（注意、意識集中、自律的実行力や達成への動因）のような特性をその項目としている。一方「性格」は人格に比較してあまり明確ではない。ある人間の真の性格が明確になるのは、ストレスが負荷された苦境にあるときで、困難な決断をしなくてはならない状況においてである。

科学者たちは人格をより遺伝的に駆動され、不変のものと考えがちで、性格はストレス刺激、体験、選択、信念の影響をより受けやすい。小説や映画のヒーローの性格の軌跡は性格のより優れたものへの深い変化の好例である。宗教や政治、家族、文明についての私たちの信念は、迷える一人の人間も「悪魔の暗い力」から救われうるという希望に根ざしている。

人間とは元来、自分は何者なのかということを理解することに関心がある。ためしに地元の本屋の自習コーナーの広さを見てみるとよい。個人が自身の人格や性格を把握しようと試みるとすれば、内観によって自分の情動、行動、そして欲望を評価しようとするかもしれない、しかしこれは、私たちはある場合は有利に、あるいは不利に評価しがちで、バイアスがかかっているので（諺に言うように、私たちは自分には甘いのである）、信頼できる像を描けないかもしれないし、実際私たちの判断はひどいもので、平衡感覚に欠けていると、突然大統領にもなれる人間だ、などと思ってしまう。ＳＡＴ（大学進学適性試験）〈Scholastic Aptitude Test：アメリカの大学を志願する際の試験〉を受験した一〇〇万の生徒を一九七六年に調査した結果がある。その六〇パーセントが平均以上の運動選手であると答えている（これは統計学上ありえない数字である）。七〇パーセントが自分たちの指導力は平均以上だと、さらには八五パーセントが仲間との交際は大半の同輩を凌いでいると答えている。その四分の一は協調性に関して自分はトップ一パーセントだと思っている。実際以上に自分は好ましい人間だと見てしまっているとしても、何ら驚くには当たらない。

アーヴァイン校に戻ったとき、本当は私をどう思っているのか、私の人の扱い方はどうなのか、友人、家族、同僚など顔見知りなら誰にでも私は聞いてみた。包み隠さず、本当のことを話してほしい、手加減しないでよいから、と彼らに私は言った。約半数がこれに応じてくれたが、残りは無言のままか、笑うだけであった。

私の友人たちの意見によると、私の行動は実際まったく悪かった。親友のなかの二人は、ＵＣアーヴァイン校での私の最初のポスドク研究パートナーであったスザンナと彼女の夫のマークである。彼らは一九七七年以来私を親しく知っており、ダイアンと私は今も彼らの家で夕食を共にしている。そのマークが私に言った。「ジム、君が好きだし、本当に、君といると楽しい。しかし私は君が信用できない。ものごとが実際うまくいかなくなっても、私は君をあてにすることなど決してないだろう」。私は彼に彼の見方が特殊なのかどうか聞いてみた。答えてくれた他の一五人の友人たちの大半と同じように、彼の返事も失望するぐらい曖昧なものであった。彼はこういった。苦境にある自分とともに一緒にいてくれるのか、よそで他のことをしながら楽しく時間を過ごすのか、の選択を迫られた場合に、私は愉しみごとの方へ行ってしまうだろう、と。彼は私が幾年にもわたってそのようなことをしてきているのを見知っていた。彼はホームパーティによく私を呼んでくれていたが、私はいつも言い逃れをして、当日の午後までに、ほかにもっと刺激的なチャンスがないものかどうかわかるまで、返事をしぶっていた。

私を長年よく知っている数多くの精神科医、心理士、神経内科医とも接触してみた。これらの一部の人たちは幾十年もの付き合いがあったが、彼らに同じ質問をぶつけてみた。前述したことだが、私の同僚たちの一部はさまざまな機会における私の行動を、時には私をサイコパスと呼びながら、問題視してきていた。しかし私はそれらを拒絶していたし、これら行動学専門家たちの言うことには道理があると考えるよりもむしろ彼らの見解は嫉妬や怒りに基づいたものであると決めつけていた。これらの人たちと私は共に親密に仕事をし、一緒に飯を食い、旅をし、彼ら全員と親しみを感じていた。彼らが私に語ってくれたことは皆同じことであった。彼らが言ったことには、私について彼らが考えていたことを何年も話し続けてきていた。私は素晴らしい、刺激的な同輩で、一緒に仕事をしていてすごく楽しいが、私は「社会病質者」（ソシオパス）であった。私は彼らに、皆が冗談を言っているとばかり思っていたと、話した。これに対し彼らが語ったことには、彼らは私に対してはいつも冗談ではなく、真剣そのものであった、ということだった。

誰もが私に語っているように思えることは、私はマイルド・サイコパス（Psychopath Lite）ないし向社会的サイコパスであるということだった。これらの者たちは暴力的犯罪性よりもサイコパスの数多くの特性をもっており、人に対する攻撃は社会的に受け入れられる範囲のもので、その攻撃性も冷静で、他人を冷たく、自己愛的に操作する形で現れる。ヘア・チェックリストでは、四因子のうち三因子（浅薄さ、冷たさ、そして信頼性欠如）があったが、反社会的傾向はなかった。

親しい友人たちに私のことをどう思っているのかを尋ね続けていた。その結果、私は普通はいいやつだが、しかし時々実際は他人を顧みないのではないかと思わせるようなことをしている、ということであった。私について彼らが使う単語や言葉は以下のようなものである。「人を操る」、「魅力的だが狡猾」、「狡知に長けたガキ大将」、「自他にかかわらず不誠実だ」、「自己愛的」、「表面的で軽薄」、「いざというときに信頼できない」、「自己中心的」、「深く愛することができない」、「恥知らず」、「まったく良心の呵責がない」、「巧妙な嘘をつく」、「法律や権威、社会のきまりに対して無頓着」、「都合のいい道徳だけで生きている」、「無責任」、「完全に無感情」、「冷たい」、「共感性に欠ける」、「情緒的に浅い」、「偉大なり、この私は」、「病的虚言者」、「他責的」、「完全な自信過剰」、「いつも退屈している」、「騒ぎを求めている」、「絶えず刺激をほしがる」、「恐れ知らず」、「自分も、他人をも巻き込んで非常な危険に追いやる」、「非常に人気があるが、多くはうわべだけの関係でしかない」、「いかなる罪悪感もない」。いやはやなんともいいようがないが、彼らにとっても決してこれは対岸の火事ということではないだろう。「自分の頭の上の蝿を追え」、と言いたくもなる。

後で気づいたことだが、私に驚きはなかった。自分の人生を通じて、同僚たちの研究資料を集める手助けに、私は心理検査を受けるようにしばしば頼まれてきた。二十~四十代にかけて、三回公式に心理検査を受けたが、これらの結果は相互に関係していた。もっとも包括的な検査は一九九四年に私の同僚スタンリー教授が臨床心理学博士後期課程の仕上げに行ったもので、この検査報告書は五〇ページ近くに及び、私の知能、人格、精神保健を検討した多くの多彩な検査から事実成り立っていた。私はこの検査を自宅で三日もかけて受けたのだが、検査は面接、質問紙、反応時間や短期記憶を計る種々の作業から成り立っていた。

この報告書の大半は心理測定用語で埋められているが、要約の一部は専門家の視点から私がどのように見えるのか、以下のように、かなり明瞭な像を示してくれている。

F・ジェームスは面白い愛すべき人物で、非常に活動的な社会生活を送り、数多くの親しい友人たちに恵まれている。友人や近親者たちを交えて、彼は旅行や、夕食会、パーティをしばしば企画し、開催している。彼は食事をよく愉しみ、ワイン通で、素晴らしい料理の腕前をもっている。自分の学生たちとよく交わり、同僚たちからは高い評価を受けている。熱心に世界を巡る旅行好きで、新しい状況にも難なく適応してしまう。F・ジェームスは自分では決して深いうつ状態に陥ったことがないと主張しており、睡眠に就くことを嫌がっているのだが、それは「何かをやり残してしまうことを恐れている」からである。この結果彼は一晩に四~五時間くらいしか睡眠せず、朝の一時か二時頃まで、パーティに出たり、飲酒し、そして午前六時には起床している。彼の陳述によれば、幼年時代の喘息の問題は自身の死というものを感じさせ、そして若い時に、人生が完全に終わるまで生き抜く決心をした。彼が十八歳の時に発症した数十年に及ぶ七〇〇回以上のパニック発作の中でこの決意は強まった。指摘しておきたいのは、彼は全国から集まったスポーツ賭博をする最大規模のアマチュアNFLアメフトの一つを運営していたが、これはお金のためというより彼の愉しみのためのものであった。彼は三歳以降競馬場やラスベガスに行き、賭け事をし、パーティにも参加してから幾十年にもなっているが、彼の掛け金は少額にとどまり、ギャンブル狂いではない。また愉しみで脚本を書き、総じて彼と彼の家族は快適な人生スタイルを送っている。

F・ジェームスのIQ値は非常に優れた範囲にあって、過去の種々の検査での彼のIQ値と同じである(一五〇台のIQ値)。非常に均衡のとれた言語性と運動性の脳機能が示された。(注――虚偽尺度Lと防衛的態度尺度Dからは、彼は自分を理想化した仕方で自己を示したいと望んでいることがうかがわれ、自我の強さ、情緒的防衛傾向、現実との良好な接触、完全主義者、優れた対処技能の持ち主だが、内省力は乏しい可能性がある)。彼の受けた臨床〈心理検査〉スコアは、①適応性、②決断力、③確固とした自己像、④心理的ストレスが低い、性格的に楽天的な優れた素質、⑤独立心、⑥自己主張、⑦活動エネルギー水準、⑧用心深さ、⑨外交性、⑩自信、⑪社交性、⑫自発性、以上の項目が含まれた点数でプロフィールが描かれている。これらの項目スコアから判定すると、彼の振る舞いは均衡がとれているが、幾分粗野なカウボーイ的なところもある。また言葉は流暢で、高い活動性と社交性とが示唆されている。これは権力、人から認められること、そして地位への関心の現れかもしれない。このような推定上の個人的諸特性のすべてが、他の諸検査の結果や、面接者の一人によるこの被験者の一〇年に及ぶ密接な個人的観察によって裏付けられている。彼は極めて野心的で仕事熱心な大学人で、これまでに享楽的人生を愉しみながらも満足のゆく、成功した経歴を実現してきた。真の洞察というものは欠落している、と仮説的にいえるにせよ、彼は、その検査得点からは自己中心性と他人と親しくなることとに潜在的困難を抱えているとしても、彼の経歴上の目標達成に必要な対処技能はかなりの程度に上達している。

潜在する衝動性、自己への信頼、必ずしも共感的ではない女性観があるようだが、MMPI（ミネソタ大学多面的人格検査）では、F・ジェームスは彼の内面的自己をほとんど見せていないことが明らかになっており、TAT（テーマ統覚検査）のスコアからは、強い父親像と欠如した母親像とが示唆され、同性愛の反応はなく、明らかに上品ではないが、性的には正常であることが示唆された。HTP（家・木・人描画検査）の絵からは、幼児的自己中心性と容貌への自惚れが強いことが示唆されている。容易に順応し、過度の社交家で、他の文化や、社会一般や専門家どうしのネットワークにおいても交流が広い。さらに示唆されているのは、誇大性や自己への強い関心という自己愛的傾向、他人への人間的純粋反応は、おそらくは表面的な水準でしかない自己の価値へのかなり高い肯定的評価を示しており、これらは彼の能力を超えた要求をしている可能性がある。いくつかの検査で示されているのは、他人との関係は表面的で、操作的であるが、破壊的な形ではない。彼は極めて高いストレスの多い生活スタイルを送っているが、これに対処するために十分な心理的資源を有しているようには思えない。彼はある程度の誇大性と自己愛、いまだ果たせぬある程度の独立への欲求とを彼は示しているが、これらはあまり重大ではないのかもしれない。

このような所見に対し私は不同意ではなかったものの、何ごとにおいてもそうであるように、否定的な内容については笑い飛ばして済ませた。

二〇〇六年以前に私が受けた心理検査のどれもがサイコパシーを直接検査するものではなかった。さらにはサイコパスに関する公式の定義というものはないために、私がそうであるのかどうか決定できる正式の検査がないままであった。しかし、振り返ってみれば、これらの評定は、誇大性、自己愛、自己中心、スリル探求、独立心、的確な自己評価ができない、人間関係の浅薄さなどそれまでサイコパシーの文脈において私が捉えてみたこともなかったことだが、これらサイコパスに共通して認められるいくつかの特徴を指摘していた。これらの幾分自己中心的な「自慢話」、向こう見ず、の特徴は私には実際に重要ではなかった。というのも私は反社会的ではなかったからである。

オスロから帰国してまもなく、私は自分にごく近くの親しい人たちから同じ年、二〇〇〇年に受け取っていた二通の長文の感情のこもった手紙のことを思い出した。これらの手紙は私の人生においてもっとも大事な女性たちの中の二人からのものであった。つまり妹のキャロルと娘シャノンである。彼女らは手紙を出す前にこれらの手紙についてお互いに話し合ったことはなく、ようやく最近になって、二〇一二年に私が彼女らにこのことについて話したので、お互いの手紙について知った訳である。二通の手紙とも幾年にもわたって私が彼女らにしてきたことへの非常に大きな失望について語っていた。これらの手紙では、私が薄っぺらな人間で、あまりにもしばしば当てにならないことをほのめかされていた。これらの手紙の肝心な点は、彼女らが私にはその全面的信頼、感情、支援、愛情をこれまで終生捧げてきたのに、私はほとんど何も答えてこなかったという彼女たちの思いが綴られていたことである。

人間なら心に抱き、必要としているあの共感性、実際の対人関係上の情緒的共感性ないし深い結びつきという点では、私は彼女ら二人に何も応えてはいなかった。

妹は私と親しくしながら、大きくなり、私は彼女を守ってやっていたが、次第に離れていき、そんなこともなくなっていた。キャロルはとくに何か特別のエピソードを語っていたわけでもないが、彼女は常に情愛を求める必要があると語っていた。三〇年間も誰かの友人になりたいと思いながら、常に接触を試みていることを理解しながら、なんら愛情も込めずに、「調子はどう？　万事うまくいっているかい？」と尋ねるような事態が続いていたなんて考えられるだろうか。私の妹は常に接触を計り、思いやりを示してきたが、そのすべてのツケは結局彼女に回ってしまった。

妹の場合と異なり、娘の手紙は幾年も苦しみ抜いたある一つの事件が引き金になっていた。家族全員である休日に夕食にでかけることになっていた。家族が外出しようとした時、私はその前の晩のパーティから帰宅し、目がさめたばかりであった。私は少し遅れてレストランで落ち合いたいと家族に話した。そこでシャノンはその一番年下の息子を私と一緒に家に置いていくことにし、私は彼を連れていくから、と約束した。しかし私はこのことを忘れてしまい、その自分の孫をベッドに置いたまま、一人でそのレストランに現れた。私はたいして気にかけてもいなければ、覚えてもいない、自分の孫だというのに、と彼女は感じたようだ。

娘からの手紙を受け取った時に、「そんなことをいつ私はしたのか？」考えたが、その答えが見つからなかった。妹について、考えてみた。「いったい私は何をすると期待されているのだろう？　とても忙しいが、家族があることは確かだ。もし十分におまえにしてやれないとすれば、非常にすまないことだ。

しかし、助けになってやりたいと思っているが、おまえの要求に応えるような者になろうとしているのではない」、と。人が望んでいることに十分に応えてやれないのは、申し訳ないことではあるが、しかしそれが紛れもない自分なのだ、と考えた。最後にこう結論を下した。私の妹と娘はその人生で何か他のことで不満に思っているに違いなく、その不幸を私に当たり散らしているのだ、と。

二つの手紙は私を悩ましたが、自分の行動を変えるほどではなかった。これらの文面を総括し、真剣に考えるには一〇年の年月が私には必要だった。手紙のファイルから二つの手紙を引っ張り出し、再読してみたところ、幾日も私は落ち込んでしまった。呵責の念をなんとか払いのけたが、完全ではなかった。キャロルとシャノンに、手紙を再読し、手紙の意味をとうとう理解し、いかに私が彼女らを傷つけていたのか得心がいったと語った時、二人は、そんなに気にしないで、とは言ってくれた。ある意味では、二通の手紙に書かれている最終的、全面的意味、あるいは、二人が手紙を書いたその根本的動機を私はいまだに理解できていたのではなかった。しかし二人は、ありのままの私を理解していたし、二人にとって、それはもう済んでしまったことだから、と語った。とてもそんなことは信じられないが、二人の思いやりだと、考えている。

私についてどんな風に自分の家族や同僚たちが思っているのかを聞き取ってから一年過ぎた頃に、自分の人生について初めて自問してみた。「一体ぜんたい自分は何をしたのだろうか?」、と。私は絶望せずに、ただ自分の愚かさを受け止めるつもりであった。数十年来の疑問のパズルのすべてがぴったりとはまった。数分後には別の異なった感慨がわき起こった。率直に言えば、自分に認めたことは、「**私は気にもならない**」ことができる、ということだった。本当に、まったくその通りで、「私は気にもならない」("I DON'T CARE")のである。この瞬間、自分の人生で初めて気がついたこととは、皆が初めから長年にわたって、ほのめかし、小声でささやき、そして大声で言っていたことは、本当であった、ということだった。

私の「状態」が二〇一一年にテレビやラジオへの出演によって公になってからも、大半の人たちの私への態度に大きな変化はなかった。ダイアンや他の家族、友人たちは、「あなたが幾分社会病質的だと聞いても私はすこしも驚かないわ、そうですとも驚きでなんかあるものですか」と言っていた。

しかしすべてが明るみになってから、いつも仕事で旅行に一緒に行っていた私の最初のポストドク研究員の一人であったスザンナは、もう私とは二人っきりにはなりたくない、と言ってきた。彼女とその夫のマークはいつでも自宅に来るように今でも言ってくれるだろうが、それでも、彼らが動物と一緒にいられるのは、社会という籠の中にそれが収まっている時であろう。私が暴力的だとは彼らは思わないにせよ、何も知らないままでいると、私が彼らを後で後悔するような羽目に陥れると心配しているのだ。

別の親しい友人のメアリー・ベスは一緒に共著論文を何編か出した年下の女性だが、率直すぎる位に私にこう言った。「あなたはサイコパスなんだから、もう私の近くに寄らないでちょうだい」、と。私たちは常に良好な関係を保ってきていたのに、彼女は私の人生から去ってしまった、それも永久に、であることは明白である。私たちは争ったこともなく、彼女を離れさせるような出来事については何も思いつくものはない。彼女は修行を積んだ超能力者で、私が悪魔だと断言する聖職者のように、私の中に、あまりにも多くの暗い部分を彼女は見たのだ、と私は思っている。これは非常に思わしくないことである。というのも彼女は周囲の者にとって面白く、愉快な人間であった。ダイアンも彼女が好きであった。

私は彼女の真っ正直さが一番懐かしいと感じる。彼女が何かを語るなら、それは絶対的に信頼できる。つまり彼女は耳障りなことでもしばしば言葉にしてくれていた、ということである。それは通常では人には見いだしがたい資質である。こうして私は彼女が去ったことはとても残念に思っているが、それも仕方がないことなのだ。

スザンナとメアリー・ベスとは対照的に、ほかの人たちは私の周りではその行動を変えることはなかった。驚いたことには、おおよそ四〇人もの友人、知人たちはそれまで以上に私ともっと時間を過ごしたがった。思うに彼らの一部は「特別な友人」に対し好奇心が働いたのかもしれない。私の状態に関するブラックユーモアでさえも私は愉しむことができる。

こうして、全体的結果としてはより多くの人が私の周りにいたいと願うようになったが、幾人かの親しい友人たちを失うこととなった。あなたならどちらがよいだろうか？　厳しい選択である。正直なところ、ある意味で私は表面的な関係の方がよい。友人は多ければ多いほど楽しさが増すからである。そんなことは間違っていることは知っている。正邪の区別はできる。しかしそのように気持ちがついていかないし、そんなことを気にしてもいないので、私の行動に変化は生じないままである。

関心の一つは、この「秘密の暴露」全体が大学同僚たちとの関係にどのように影響するのか、という点である。彼らの多くが私を幾年もすでに知っていて、私の行動を受け入れていたので、時には休憩中に私の行動を軽く揶揄することはあっても、それまで同様に私を扱ったということは明白である。私は雑誌の論文掲載のための査読をいまなお依頼され、研究資金の共同研究者や学術講演を頼まれているので、おそらくは私の職業的地位は変わりなく続くであろう。しかしこのように受け入れられていることが物語っていることの重要な点は、一緒に研究している学生や研究員ないし他の職員とともに、私は職業上は非難されるようななんら悪行なり不適切な行動をこれまで決してしてはこなかったということである。それ以上に素晴らしいことには、私の同僚たちは私の公表に関して支援を惜しまず、善意に解釈してくれてきたことである。

もっとも親しい同僚で友人の一人であるファビオは良いも悪いも私のことすべてを承知しており、私と一緒の仕事をいまでも愉しんでくれている。彼は私を欠点のある人間とみており、そこに興味を抱いている。彼は極めて共感性に富んだ人物で——私とは正反対である——、私が感情を欠落していることを知っているが、私は常に彼を助力してきたし、意識して彼を裏切るようなことは決してしないことをも彼は知っている。そして私たちは一緒に愉しみ、科学的冒険心の他に多くの関心ごと——食事、ワイン、旅行——をも共有している。彼は信頼して個人情報をも私に預けているが、仕事上で私が期待に応えているように、それ以外では私が常にするとは彼は思っていないし（私は時々約束をすっぽかしてしまう）、遊びの時には、いつ関わり合いにならない方がよいのかをも彼なら承知している。

最近私は、私のことならなんでも知っていて、懇意にしている精神科医のレオナルドと同席したときに、私のもっとも長く続いているサイコパス的行動は何か、ということを彼に尋ねてみた。叔父の葬式や友人の結婚式、卒業式とユダヤ教の堅信式、最初の聖餐式や通夜をやすやすとすっぽかしてしまう点は間違いなく私がマイルド・サイコパス（Psychopath Lite）である証となっていることに彼は賛同した。これらの出来事で私は人を殺したわけではない。私は自分の関心がより強く駆り立てられる別のパーティや会合があるとわかると、たんに参加したくなるだけなのだ。

また彼が同意をしたことは、刺激的時間を分かち合いたいからといって、友人たちや家族をかなり危険な目に遇わせることに喜びを感じ、熱心になったりすることはサイコパスの一つの特徴である。私は、身体的、社会的な危険を冒すことは私の冒険心の表れにすぎないのでは、と彼に聞いてみた。彼が言うには、それはそうかもしれないが、このような冒険を犯している間に私が他人の安全にまったく配慮していないということは、正常な行動の範囲を遙かに逸脱した、彼らを危険に晒す行為なのである。

そこで私は彼に聞いてみた。私の痛飲が私の異常な行動の一つの原因ではないか、と。すると、私の酒は愉快で寛大であることはあまねく知られているのではないか、と彼は注意をしてくれたが、これは本当のことである。飲酒していると、私は誰にでも、たぶん見知らぬ人ならなおさらに強く共感してしまう。〈禁煙した〉たばこを切望しない日は一日なりともないのだけれども、現在のところ、アルコールは私の唯一の薬物乱用となっている。

彼と私はさらに他の面でも検討してみた。ここでは論じたくないか、墓場にもっていくようなことをも私がしたことまでも彼はいくつか知っている。しかし実際に彼を困惑させた私の行動の一型があって、それについてはここでも言及できる。

私は彼に復讐はサイコパスの特徴の一つか、と聞いてみた。誰でもある種の復讐を追い求めようとするもんだよ、と彼は言った。誰かが君に悪さをしたら、怒ったり、この者と対決したり、報復しようとするのは正常なことである、と。そこで彼は聞いてきた。私はどのように怒り、復讐しようとするのか、と。

私は答えた。誰かが私をひどく怒らせた時には、私は即座に怒りを押さえることはできる。もし私のことをよく知らない者なら、私が腹を立て、多分に当人にひどい怒りを覚えていることには気づかないであろう。怒りの噴出を押さえ、復讐心を隠してしまうことには私はひどく長けている。何年も復讐を先延ばしすることもできる。しかしある時点で、当人がまったく予期していないときに、復讐してやる。人が私に仕事上でも職業上でも、あるいは個人的なことでも何か悪さをしたら、私は最後には彼らをとっちめてきた。私にとって、それは面白いことである。というのも彼らは実際何が起こったのか、理解できないからである（その詳細は語れない。というのも実際に幾人かに見事に仕返しをしてやったからである）。私はされたことに見合う復讐をすることに細心の注意をはらっている。多くも少なくもなく、である。また誰に対しても身体的に傷つけることには私は関心がない。

私のこの説明を聞いて、精神科医のこの友人は明らかにショックを受けた。そして彼は私に、彼を動揺させるほど冷酷に自分の特徴を話してくるとは、と言った。戦略的に復讐を先延ばしできる能力はわたしのもっともサイコパス的特徴であると彼は語った。私がしている他のことも彼には話をしたし、これらはさらに悪しき行動であったが、彼は私の顔の前で手を振り、そして言った。「もういいよ、ジム、もうこれ以上私に話をする必要はないよ」。

私は、自分の行動の他の側面が私のサイコパス的特徴を軽減しているかどうか、検討してみた。このように自問自答しているとき、私は素早くも自分の行動を正当化していた。私の罪を告白しに行っていた時のことを思い出した。その時点で私にわかっていたことは、神や私の魂と折り合いをつけようとするそのような試みは私のサイコパシーを否定するための無益な試みであって、罪を認め、自分なりに聖職者や神に許しを求めることによって、自分の罪をいつでも洗い流そうとしているようなものであった。告白や後悔や恩寵を求める行為は私の行動を変えることなどないことを私は承知していたし、その許しを得る演技をしているだけにすぎなかった。もし一人の罪人がなんらかのサイコパスであるなら、それは犯罪を繰り返す者である。私たちは機械であって、意志の力だけで自分自身を根底から変えることなどできはしない。

考えたことは、自分の行動の物語の筋書きを変化させることで、表面的にせよ、自分自身を変えられるのではないか、ということであった。おそらく単語や定義を変更させることで、もしも物語が十分にうまく作れるなら、サイコパシーはもっと耐えやすいものに、愛すべきものにさえなりうるかもしれなかった。実際の自分自身は複雑だと認めるよりも、性愛に対し新鮮で、可動的で、開放的で、そして健康な態度をとっていると自己描写しているような者に私はなりうるかもしれなかった。しかしそれでも根本的な行動を変えはしないだろう。こうして実際の自分自身を理解し、それからよりよい自分に変化させるには、贖罪をするための行動プランが必要であった。しかし一所懸命やってみても変えようもない生まれついての問題は、私は実際に他人の配慮を本当はしていないことである。ここでもやはりそうなのだ。私の周りの人たちが幸せであり続けるようにとは私は幾分でも思っているのだが、それは私自身の人生がもっと気楽になり、もっと快適になるからであるというのが、その主な理由でしかない。

これでは私に近い人々の立つ瀬がない。二〇一一年に私は「世界科学祭典」の一部である「モス」〈the Moth：ニューヨークに本部のあるNPO団体で人生談を売りにしている〉の講演をするように招待された。「モス」はあらゆる人生体験者が彼らの人生について語る一連の講話とラジオ講座である。これらの話は通常個人的なもので、面白いものが多かったので、私はよい機会だと思った。私は何度も、何度も同じ話をすることは我慢できないので、それまでの講演とは違ったことを何か述べたかった。何か新しいことを言いたかった。「ウォールストリート・ジャーナル」誌に掲載された論説のおかげで、遺伝的検査結果をそこから私は得ていたし、さらにこのモス講話ではよい結末で話が終わることが求められていた。そこで私は自分の行動を変えて、冠婚葬祭に参加し、病院を訪れ、病人をお見舞いに行き、まさかの時の友とひどく退屈な昼食を共にし、何か情緒的支援を、もしそう言いたければ、共感的に聞く耳を差し出すことに決めた。

私は自分の行動変化のこの試みを一つの実験ないし挑戦と捉えた。結局は、自分は一人の科学者ということである。結局、〈内面的には〉気にもしていないのに、〈行動面では〉よりよい行いをし、より共感的に振る舞うなんてことはできるのだろうか？　それは自分自身との闘いであったし、いつの場合も私は「正しい」ことをしてのけたし、私の仮説は正しいことが証明されていた。それは機械論的なつまらないことではあるが、その時にも私はそのことにはこだわっていた。さらに、私がそうすることは私の周囲の人たちへのおそらくは義務であると考えた。以上の三つが変化の理由であった。

以上のことを、つまりはそれまでのパーティや競馬場、カジノ、けしからん連中と無謀なドライブに出かけるなど、くだらない虚勢と危険を愉しむための突拍子もない行為に走るようなこととは反対のことを実際に私は開始し、今現在まで続けてきた。しかし、正直に言えばだが……、私の本当の気持ちはそんなところにはない。それは、むしろ私に可能かどうかのゲームであったし、いまでもそれは同じである。しかし、私はこう考えた。つまり、私の扁桃体と快楽回路を満足させる代わりに、これらの単純な人情味のある、人間的なことを行うことはなんらかの弱いシナプス回路を一時的にせよ強化し、サイコパスとしてよりも一人の普通の人間によりふさわしい行動へと私の習慣となっているものを新しく習慣化することができるようになるのではないか、と。そしてこのことは少しはうまく行っているように思える。

私の周囲の人たち、とりわけ親しい人たちはこのような些細な変化に気づいてくれている。そして、私の本当の気持ちは正常人がそうであるようには、そこにはないことにはこれらの人たちはあまり気にしていない。真実は、まがい物のようなものでしかないのかもしれないが、人々は、私が挑戦していることを評価してくれており、このような努力を私が重ね、蛮行を慎んでいる理由とは、彼らと一緒の世界にいるためであり、よき仲間ならそうすべきであるように、もっと尊敬をもって彼らを遇するためであることをも理解してくれている。

しかし、このような礼儀を重んじるボーイスカウト風の考え方にはある問題が生じてきていることを私は見てとっている。私がしていることのすべての項目は非道徳でも、反倫理的でもなく、その大半は、バーで酩酊して別の教授にテーブルの上で踊らせるような、確かにふさわしくないものではある。少なくともそれは不適切な行為を一緒にしている人たちが私に放った言葉である。しかし私はわからない。もし私がしていることが基本的にはいかなる点でも悪ではないのなら、一体誰が気にするというのか？　たしかに問題はある。幾度も私が言われているように、人は物事を悪く捉え、それが彼らを傷つけるということはありうる。同時に、この道徳的には良くも悪くもないがどうもふさわしくないらしいこれらの行動を放棄できるのかどうか私にはわからない。多くの人たちのように、何十年ものひどいたばこ好きだった私がきっぱりと禁煙できていて、一九九八年以降は一本のたばこさえ吸っていない。私は六〇～一〇〇ポンドもの減量に八回も成功した（言うまでもなくまた逆戻りした上での八回だが）。

しかし対人関係の考えを大きく変化させたのか、というと、そうではない。

本書で述べているように、私が愛してやまないすべての愉しみごと、痛飲と大食、パーティでの馬鹿騒ぎと賭け事、インターネットサーフィン、テレビ観戦、いつもの極めて野性的生き方からは長いこと離れて生活できている。それでも私は何かを学びつつある。物質や活動は私が渇望しているものではまったくない。私が「耽溺している」のは、これらの活動とともに生じる皆との交流という、なんとも言えない興奮なのである。率直に言えば、大半の人間は面白くもなければ退屈であると思うが、しかし野性的な状況下に入ると、彼らは皆素晴らしく見える。これらの行きすぎた、危険な活動は、他の人々が体験しているに違いない人間的絆、共感、一体感から生まれる単純かつ純粋で自然な歓喜の代わりになるものを得ようとしているものに相違ない。今までのところは、私はいま実行している変化にどうにか我慢できているし、安全かつ健全、まともな衣服をまとった環境にいる人たちと時には楽しめることさえある。一杯の水を飲み、誰かと過ごすという単純な喜びが楽しめたことは数回程度しかない。一緒にいて本当に楽しめるのはごく少数の人たち、この多くは家族でしかない。それ以外はだめなのである。

本書の一部はサンベルナルディノ山脈にある友人ラリーの山荘や、イタリアのオルタ湖を見渡せる中世の町にあるファビオの父親の家で、執筆されたものである。コーヒーも酒もほとんどやらずに、修道士のような、座りっぱなしの生活をしていて、息を切らすことも、ひどい胸焼けももはやない。あのすごい鼾も一時的かもしれないが、いまは止まっている。今は四時間ではなく、五時間の睡眠をとっているが、これは私にとってそんなによいことではない。起きている余分な時間には、多くのことをしている。これは私の経歴の手助けとなってきたし、すべてが勝利へと導いてくれたが、ウエストライン五〇インチへの挑戦という例外もあったことは無論いうまでもない。しかし起こっていることでいくつかの否定しようもないマイナス面がある。よちよち歩き時代以来私はめったに病気にならなかった。今はこれまで罹患したことのない、しこりや発疹、うずきや痛みがある。これは、幾年ものあらゆる種類の不健康な生活でたまった脂肪から生じた毒素によるもので、それが身体組織に滲出《しんしゅつ》してきたものかもしれない。確かにそれは面白いことでもイカすことでもない。

私が今立ち向かっている重要な挑戦に話を戻すと、どこの時点で、私は「善良」であることを止めるのだろうか？　私はいつも自分自身が好きだったし、いまでもそうであり、これまで私の人生のすべてを絶対的に愉しんできたし、年月を経るごとにものごとはますますよくなってきているように思える。長い間私が罹患していた病気や病気に準じた状態は私をより強く、幸せにしてくれたようにまさしく思える。この調子でやっていきたいので、他人を幸せにするために私が不幸になり始めるときがブレーキをかける時である。不適切な人たちとのふさわしくない、危険な行動のすべてを、親しい人を生命の危険や経歴に決定的に傷をつけてしまうほどのものも含めて放棄すべきだとは思っていない。それほどまでに私はこのようなことに愛着をもっており、それが私の超えてはならない一線なのであろう。

「意志」に関して言えば、オプラは(1)肥満との闘いに常に敗れつづけていることから、彼女こそ意志欠乏者だと誰かに言ってもらいたいと思っている。しかしこの女性こそ他の人たち九九・九パーセントに比較しても意志はより強いのだ。社会や彼女の友人、家族が望んでいるのは「意志」ではない。彼らが彼女に望んでいることは、素敵であり、大きな仕事をし、有名になり、それに加えて、痩せてもらいたい、ということなのだ。しかし、彼女が他のことすべてを断念して残りの全人生を自分の体重にのみ関心を抱いて過ごすということでないかぎりにおいて、彼女は〈肥満への〉彼女自身の元来の道を歩んでいるのだ。すべての行動は、遺伝と後成的素因が他の行動可能性を許す限りにおいて、変更可能なものなのだ。遺伝子の命令に対して変更を求めることは、他の非常に大事にしていることであってもほとんどすべてを放棄しなければならないということなのだ。私たちの遺伝子とその影響が人生早期のストレスに満ちた体験によってどのように変更されるのかということとは、カテゴリー上私たちがどんな者になるのか、とか、私たちの性格の核心的部分がどのようになるのか、ということを必然的に予測するということにはならないが、それは性格や行動に一定の仕方でたえず圧力を加えている。

サイコパス的傾向はとくに闘いが困難で、治療を試みてもその効果はごくわずかでしかない可能性がある。モノアミン神経伝達物質システムに影響する薬物は衝動性や攻撃性に対して部分的効果しか示し得ない。食事や瞑想を含む早期介入は行動上の問題を軽減はするが、共感性や後悔の念の欠如を導いている肝心要の神経心理学的欠損は残存したままである。特効薬は存在しない。

私は適切な社会的行動のもっとも基本的なきまりを無視し続けるであろうし、一方政府や教会のコントロールオタク（control freak）が決定するものは何でもかんでも私たちにはよい、ということになっている。宗教のような社会制度は社会病質的な行動を洗い清めて、その贖罪を受け入れ、当人は放免されている。

（1）オプラ・ゲイル・ウィンフリーのことか？　彼女は、極貧の逆境に育ち、児童虐待の被害者でもあったが、アメリカ合衆国の俳優、テレビ番組の司会者兼プロデューサー、慈善家となった。司会を務めていた番組『オプラ・ウィンフリー・ショー』はアメリカのトーク番組史上最高の番組であると評価され、多数の賞を受賞している。

れ、新しく、無垢なままに再出発することになる。私は自分の不行跡を罪と呼んでいたが、いまではそれをサイコパス的行動とまさしく呼んでおり、それは取り除きたいとも罪悪感を感じることももはやないものとなっている。

レストランでもスポーツ競技場でも、どこか適当なところに合法的に駐車するようにという標識を見ても、そんな標識は張り出した者に役立つようにそこにあるので、他の者には関係がないと思って、私はそんな規則は無視していくだろう。私は草地や玄関近くの空いているスペースを見つけることだろう。というのも私は面倒くさがり屋であるし、そんなことをやってのけることが好きだからだ。このような規則違反行動はいかなる意味でも重大なサイコパス的なものとは言えないし、私は馬鹿者でありうることを示しているだけで、さほど上品でない人たちが私をくそったれと呼んでいるのかもしれない。

サイコパシーの診断はある程度文化依存的である。規則とは通常では誰かのこころの安心と平和のために作られる。そしてなるほど社会的事柄において善悪を知るようになり、私にはネジが不足していることを知っている。私はどうにか道徳心を理解できるようになった、とは思えない。強迫症状をもち、あまりにも宗教意識が強かった十代の若者の頃には、秩序は必要であると感じていた。その時私には道徳心が得られなかったし、五〇年後のいまでもないのかもしれない。しかし構うもんか、ほかに何もなくともただ好奇心から。そうしたいのだから。

これから進む道はいくつかあると考えている。多分出発点は近しい人たちをよりよく扱うように努めること、熱意をもっているように装わねばならないとしても、冠婚葬祭や誕生日のお祝い事には顔を出すことである。正しくて良いことを十分にすることが戯れや愉しみに対する私の嗜好をおそらくは作り替えることになるのだろうし、それに慣れるのには数年はかかるのではないかと思っている。私が今報告できるのは、以前はしたこともなかったようなことをダイアンのためにしてやったり、ダイアンと一緒にしたりすると、以前にはなかったことだが、彼女を手助けしたり、彼女に説明してやったりするちょっとした特別な段階へと踏み出したりすることが、彼女には好ましく思えるようで、正直なところ、それが今の私の無上の喜びである。

しかし私のなんらかの行動上の改善はできるだけ早く生じる必要がある。「よく」なったあまりにも多くの友人たちを知っているが、そうとは言わないが、彼らも私も承知していることは、たんに彼らはもはやそうできないだけなのだ。「それ」とは言うまでもなく、私たちの大脳辺縁系にいる小さな野獣ともいうべきもので、これが私たちを誘惑し、退屈を打ち破り、豚小屋の境遇から外をのぞいてみるようにと時には囁いてくる。一部の人たちは協調して試みれば、彼らの行動のいくつかを変更することができるかもしれないが、嗜癖的行動であろうと共感性に欠ける行動であろうとも、遺伝子という機械とすればもっとも深いところから生じる行動は別物なのである。私は他の人同様に自分の行動を変えることはできるが、しかしこれも他同様に、なのだが、重要な破壊的習慣は常に一年後ないし一〇年後には戻ってくる。サイコパス的連続殺人者でさえも殺人衝動に屈せずに何年も過ごせることは可能だが、しかしある時点になると、この欲求が他のすべての優先事項を圧倒してしまう。私の欲求は幸いなことにこれよりもはるかに破壊性は少ないし、かりにこのような欲求を他のすべてに優先させたとしても、それは柔和なものであるだろう。罪もない悪戯や迷惑な冗談は傷つけることがありうるということを私は認める必要がある。意識して悩ましているのでなくとも、サディズムが副次的に混ざったこれらの行動を、そして他人の幸福にこれらが与える影響を私はもっとよく見つめるべきである。

最近母が私に言ったことだが、「ジム、私は誰よりもあなたのことをよく知っている。あなたのこころの中のどこかに傷つきやすい、善良な人間がいることもね」。それは早い時期から彼女が知っていた善良な人間で、私の前頭前皮質が完全な認知モードにスイッチが切り替わって、情緒的共感とかある種の道徳心とかを埃をかぶった状態にしてしまう前の自分なのかもしれない。その少年、その十代の若者はハロウィーンのお菓子を袋一杯に詰めて、深夜に慈善施設の玄関階段に置いていったことは忘れないでいるが、今ではその少年は誰かほかの人になってしまっている。

時に思い出す必要があるのは、善良、かつ多分他者にとって有益なその少年から成長して以降に、私がしてきていることである。私は決して見知らぬ人たちへの一般的関心を失ったことはない。突然接触してきた困っている人間を手助けしようとし続けている。そしてお金も感謝も、何も求めないことは続けていきたい。多分それは感謝の挨拶のようなもので、私の父親や叔父、そして岳父への感謝である。彼らが見知らぬ人たちに極めて寛大に、匿名で与えていたのは、社会への感謝の行為であった。実際に愛他主義があるなんて思っていないが――私たちがする行為はどれもが少なくとも幾分か利己的なものをも含んでいるものだが――父たちの行動はその理想に近かった。

多分に私が保持しなければならないいくつかの安定した行動の一部でも思いだそうと私は努めてきた。この過程で、倫理性や道徳心についての私の考えは多くの人たちのものとはおそらくは異なっていることに私は気づいた。私にとって倫理は集団や社会に特有の、行動を支配する一組の規則である。前頭前皮質はそれらを学習し、そして背側部や眼窩部皮質へと伝えている。しかし、道徳心は遺伝的なものである。殺人は悪いことなんだよ、と子どもが教わる必要はない。私の道徳心はあまりよくないが、ある程度の倫理観はもっている。たとえば、大学院の生徒時代に、「その年のカトリック・ボーイ」の仮面を脱ぎ捨てて大分たってから、秘書の机の上に置いてあった近く行われる予定の卒業試験の問題を垣間見てしまい、試験を受けることを拒否し、その問題を知っているので、不公平な得点になることを申告した。なるほど私は若い時分には友達の車を盗んだりしたが、しかし人を傷つけようとは思わなかったし、結局私たちは車を返したので、実際は寸借したにすぎない。時には、友人たちとよその家に入り、お酒を見つけて、酒盛りをするような若気の至りに走ったこともあった。しかしそれは軽い子どもの悪戯であって、それが正しくないことはわかっていた。

別の倫理上の困った問題が一九九〇年代早期に起こった。大きすぎる連邦政府とそこからの交付金と資金援助プログラムには反対であるという私たちの政治的信念があって、ダイアンが連邦政府からの助成金をあなたが受け取るなんてできるの、と尋ねてきた。私立財団や州立財団からの研究資金助成は大歓迎であるが、教育や研究のための連邦政府による徴税には私は反対していたので、そうした形での助成金獲得を続けるのは気持ちがよいものではなかった。私たちはそれが収入全体の三五パーセントというかなりの比率を占めており、私たちの年金資金や私の昇任手当に相当する額であることを知っていた。しかしそれはそうなので、そうすべきであった。その時まで私は一五年以上も連邦政府補助金を受けていたが、受け取りをやめた。私はこの問題では柔軟な対応をしてきており、連邦政府補助金を無条件に拒否してしまうことは研究室でのすぐれた業績をあげることが阻害されてしまうことであり、それは愚かしいことに思われた。そこで私は妻にこう言った。私はその資金を受け取るが、助成金交付の筆頭研究者とはならないことにしたい、と。それは逃げでしかないが、しかし私は現実的に対応したかった。私たちは諸問題に対処する分別のある健全な方法を見いだすために常に矛盾とぶつかり、戦い続けている。

他人がどのように見ているのかは別にして、このように私は倫理観や道徳心の幾分かの個人的感覚は持ち合わせている。

さらには私の人生において、さらには種々の人間関係において、やり残している仕事がかなりの数として残っている。二〇一三年春に本書原稿に追加し、最終的に仕上げにかかった時に、このことが痛感された。気分、肥満、睡眠、パニック、不安、そしてサイコパシーに関する可能性についての最近の遺伝学的知見をいくつか追加したいと思った。私はこの問題を素描した下書きをダイアンにeメールで送り、その夜遅くに彼女から次のような返事があった。「なぜ体重の変動が起こるのかあなたが理解しないでこなかったことをあなたがどのように説明できるのか、私にはわからないわ。でもそれはあなたが動かないし、眠らないから起こっていることなんだわ。動こうとしないし、それはそれでも構わない。でも弁解など必要ないの。あなたの人生の生き方、私が言いたいのはそれだけ。思うに、あなたは自分自身に（そして他の誰にでも）もっと正直になった方がよいのよ、それにはこう言うだけで十分だわ。どんな運動も大嫌いで、運動するくらいなら肥満の方がよい」。

彼女の返事は私を苛つかせた。遺伝学や生理学、そして医学についてさんざん彼女に教えてやった後にも、彼女が私の一連の下劣な行動のこの生物学的説明をどうしても受け入れようとしないことに、私は失望した。それから私は振り返ってみて、私のこの苛立ちは、私の中に未達成のものがまだ何か残っていることを示唆している、と気づいた。彼女は完全に率直になって、手助けになろうと努力しており、私が自分の盲点となっていることから抜け出せるようにと呼びかけてくれているのだ。

私は重度の喘息に罹患していた幼年時代に、呼吸困難と運動とを結びつけて考えていた。しかし青年時代に喘息の薬を飲み始めてからは、二十代後半から三十代にパニック発作のコントロールを覚えたように、喘息発作も、その恐怖もコントロールできるようになった。そんなわけで私は運動しない言い訳を実際にはしようがなかった。ダイアンが正しかったのだ。私はもはや子どもではないが、しかし、そのように行動し続けている。それでもやはり私は運動が絶対的に嫌いである。しかしこの本が出版されるころには、週に何回かは泳ぎ、散歩をすることを再開したい。これが彼女と私のため、そして私たちの孫たちのために、自分ができる最小限の務めである。

第十章　なぜサイコパスは存在しているのか？

サイコパスは私たちに必要なのだろうか？　これは大事な問題であるかもしれない。聖者やロックスター、あるいは悪行も善行もなさない人たちをもわれわれはやはり必要としているのだろうか？　これは愚問、ゲーム遊びと直ちになりかねないが、これに直面してみるだけの意味はあるのかもしれない。科学者はこのような文言での問いかけはしない傾向にあり、進化によって種が創造され、作成されるのかどうか、それはなぜなのか、という質問もしない。常識的アプローチは、なぜ進化がなされ、なぜ種がうまれたのかということだろうが、これは混乱した考えで、もっと端的に言えば、神秘的思考、宗教的思考であって、時には有益なことがあっても、科学者にとってはそうではない。宇宙の基本的計画があって、これに内在する目的を探す代わりに、科学者が一般的に語るのは、現実を生じさせている条件とは、また特性と結びついている遺伝子が生き残り、繁栄している条件とは一体どのようなものが存在しているのか？という問いかけである。簡単に言えば、そのような特性とその基盤にある遺伝子とは、生存することに対してどのような進化上の利点をもたらしているのか？ということである。

サイコパスはあらゆる人類社会に存在している。約二パーセントというサイコパスの正確に定まっている比率によって示唆されていることとは、サイコパシー、ないし少なくともサイコパスに見いだされる特性と関連対立遺伝子とは人類にとって幾分なりとも「好ましい」ものである、ということである。さもなければ、とっくの昔に、進化はこれらを拭い去るか、少なくともその数を減少させたはずである。脳損傷や児童期の虐待もまたその寄与因子であるので（私の「三脚スツール理論」によれば、だが）、サイコパシーはこれらのマイナスの環境影響の不幸な結末であるということを考慮に入れることも可能である。しかしこれらの影響は進化を通して常に存在してきており――両親は常に自分の子どもを虐待し、放棄してきた――、そしてサイコパシーに寄与している遺伝子はこのような現実世界の条件の下でも存続してきたので、遺伝子とその関連するサイコパス的特性とは生存するためのなんらかの利点をもたらしているかもしれない。

おそらく、個人は有用な遺伝子を数多くもっているので、ヘア・チェックリストで三〇点以上の得点である完全なサイコパスはまさしく統計上のまぐれ当たり、ないし遺伝子賭博場でのさいころの目の転がりぐあいのようなものである。とはいえ二パーセントという数は少なくない人数である。そして、サイコパスのこの数字は、戦士の遺伝子のような特異的遺伝子の有病率はかなり広範囲に変動していると いうのに、人種を通じて一定である。私たちは進化の観点から、なぜサイコパス的特性が個人的には利点があり、少なくともまずまずのものであるのかを考慮する必要がある。

過去数十年間、幾人かの行動学者による協調した取り組みがなされた結果、人間の相互作用の自然な状態は平和で、調和的で、愛他的で、慈愛的な行動であるということが論じられるようになった。一部の人間は聖的とも思えるものを表出する一方で、人間の歴史の大半は騒乱、残忍な行為、貪欲さ、そして戦争の繰り返しである。そこで神経科学者の一部が支持している考えだが、人間とは、彼らの外面的行動が暖かく、利他的で、平和的に見える時でさえも、基本的には利己的で、貪欲で、暴力的であるということである。多くの人たちが仮面をかぶり、そうすることで人生をうまくこなし、好かれ、受け入れられ、愛されることが可能となる。社会から忌避されることを望む人間は少ない。こうして、私たちは他人を出し抜いて性や富を利己的に追い求めることができるようになっている。たとえ意図がよくなくとも、それを隠すことが望みの物を得る手助けとなり、共同体と遺伝子プールから追放されることを防ぐ手立てとなっている。

良心的な大半の人は彼らの考えと感情とに背いて正体を暴露してしまう。このことはなぜ大多数の人がポーカーゲームに弱いのかを説明してくれる。しかしサイコパスは彼らの本当の意図を隠す名人である。彼らに安心感を与えるようで、その実は有害な性質の一つは嘘をついている時でも冷静でいられることである。

サイコパスは正常人のように感動を覚えることがないので、他人と同じ表現をすることがない。彼らのクールな認知はそのホットな情動的認知能力よりも格段に優れているので、真に機能している（もしくはうまくいっている）サイコパスは空想的虚言をでっち上げ、決して罪悪感や悔悟の念をいかなる形でも示すことがない。一部のサイコパスは、心拍や皮膚電気抵抗反応によって測定してみると、情動的に反応しているが、そんなものは、とくに男性では素早く消退してしまうことがある。そしてストレスや不安に直面した時、たとえば欺かれたような場合には、衝動に走るサイコパスの事例ももちろん存在する。これらの人々は少なくとも発見しやすいだけに危険度は低い。

サイコパスはその不安の欠如から他にも利益を得ている。ステロイドホルモンのコーチゾルは身体の主要なストレスホルモンだが、身体中を駆け巡り、ブドウ糖や脂肪、タンパク質代謝の動員や免疫機能阻害のようなストレス反応の一部を実行している。こうしてストレスに常態的にさらされると、身体は病気への防衛力が弱まる。サイコパスのように自然にストレスを感じることがほとんどない人間は、この免疫システムが常に最高の状態で機能しているので、その全人生において多くの病気を回避できる。

こうして理論上は、サイコパスは誰にもそれと気づかせずに、他人を操作して、自分の望みのものを手に入れ、長命長寿の人生を快適に生きることが可能だ、と言える。なんと魅力的な生き方であろうか。

サイコパスは友人を見つけるのに困難を感じないことが知られている。〈サイコパスの〉殺人者たちが刑務所から出てくるのを待ち焦がれている女性たちが常にいることに気づかされる。サイコパスにはしばしば嘘をつかれてもよいと思っているようなパートナーがいて、彼女らを優しく扱うことに長けている。多くの人たちは無条件の愛情、献身的愛情を求めており、普通の人間なら、「よく聞けよ、お前の馬鹿さかげんには我慢ならない」と怒鳴るような場合でさえも、サイコパスは偽りの優しさを示すことができる。このような配慮が女性にとってやみつきとなってしまう可能性があるし、このような喜びを得るために女性は相当の苦痛でさえも我慢してしまう。

家族、とくに母と妻はサイコパスたちに耐えようとするが、それは彼らにわずかの共感が生まれるのを期待し、彼らの人柄が変わるのでは、と彼女らが思っているからである。もちろん当人が変わるなんてことは金輪際ない。彼女らは、どんちゃん騒ぎで出会った〈身持ちの悪い〉少女と結婚し、二年後に彼女が〈以前のように〉誰か他の男と寝ているのを見て驚愕するような男に似ている。利口な人たちでさえもこのように思い違いをする場合がある。誰でもが自分なら他人の行動と運命とをコントロールできると思いたがる。つまり、「私は彼とは特別の関係があり、彼のよいところがわかる人間なのだ。彼はとてもいい子なんだから」、と。サイコパスは人を特別だと思い込ませる仕方に通じている。彼らは人を引き込み、捕まえ、一部では、殴打、辱めが開始されるが、その後に「お前を愛している」とのフォローがなされる。家族は言うであろう。「彼は自分自身ではどうにもならないのよ。彼が自分の中に野獣を飼っているのを承知はしているわ、でも私なら彼をうまく扱えるのよ」、と。こうして妻や母は彼をかばう。兄弟や他の家族にとっても、一族への忠義心や共感がある。そこでサイコパスが敵を作っても、彼の血族は彼の方に立ってしまう。

完全なサイコパスと知られている顔見知りに対してはいかに振る舞うべきなのであろうか？　どのようなことがあっても、弱さをさらけだしてはいけない。もしそれがちょっとした出会いなら、深入りしないことだ。少し微笑みながら、立ち去っていくにこしたことはない。一〇〇人も参加しているパーティならば、おそらく一人ぐらいはサイコパスがいるし、そいつは人の弱みを探し回っている。交歓の最中なら、当人を注意深く見つめ、どのような奇妙な行動でも目を離さないことだ。サイコパスたちは仕事場でも友人仲間でもうまく切り抜け、常に同盟を求めてくる。彼らがあなたはやわではないと知っても、他人への影響力を得るためにあなたからのどんなささいな情報でも利用しようとする。これはチェスのゲームのようなものだ。彼らの犠牲相手は集団の全員で、その中から一人か二人のやわな餌食となる者を探し、何を求めているのか、セックスか、金銭か、力かを知るためにこの餌食を食い物にしはじめる。こうして彼らは目標となった者の交流関係を観察し、疑い深い姉妹や事務所主任をうまく扱う準備をする。それからこうした人物に接触し、好ましい男性との印象を与えることによって彼らを懐柔してしまる。

う。次々と性格を変えて、どんな些細なことでも利用する。このようなことに対してどうやって防御するのか？　こいつはあなたをだましにかかっていると人々に教えることだ。でも注意するがよい、あまりやりすぎないことだ。さもないと彼はあなたにさえ仕返しをするかもしれないからだ。そしてあなたにはわからないかたちで、彼は復讐するのだ。

もしサイコパス的傾向があるなら、個人的には当人は利益をそこから得ることが可能であることは明らかであるが、社会全体としてはどうであろうか？　サイコパスたちはそうでない私たちに何か提供できるものを持っているのだろうか？

彼らは強い指導者になりうる。カリフォルニア工科大学（Caltech）の最近の研究によれば、戦士の遺伝子を持つ人々はリスク下での金融的判断に比較的良好な結果を出している。多くの人たちがストレス状況下では金縛りになってしまう一方で、実際の指導者はサイコパスがそうであるようにチャンスを逃さない。実権を握ると彼らは、時期が不確かでも、新しい市場を開拓しようとして乗り出していくし、兵隊を鼓舞し、自分の部族を引き連れ、次の山をめざしていく。このようなことは彼らが責任を有している集団のためになるかもしれないし、そうではないかもしれない。巨視的観点からは、集団がチャンスを逃さないようにさせることは文明の進歩には好都合である。というのも、多くが死に至るとはいえ突然変異から生物学的進化が恩恵を受けているように、一部の者たちはチャンスを掴むことに成功し、こうして文明を前進させるからである。

私たちはまたナルチシズムの人間をも必要としている。というのも指導者となるエネルギーをもつためには、その人は自分自身によって満たされて、満タンになっている必要があるからだ。会長や社長になることがどういうことか実際にわかっているなら、一体他に誰がそんな者になりたいと思うのだろうか？　そのような仕事を鼓舞し、うまくこなすには、強い利己主義と饒舌と、少しのほら話が必要なのだ。

サイコパスチェックリストを作成したロバート・ヘア（Robert Hare）は金融、銀行、投資会社の職場にサイコパシーがいることを認めているが、おそらくはバーナード・ローレンス・マドフ(1)のような一部の人々がいるのであろう（ビジネスの分野では比較的高いサイコパシーはうまくいかないという研究上の強い証拠があるにせよ、この仮説は合理的である）。議論となりうることだが、このような金銭管理の詐欺師が存在している唯一の理由とは、一般大衆は簡単かつ手っ取り早く荒稼ぎをしたいのに、ハイリスクと知識とのうまい組み合わせ方を知らないので、マドフやその他の投資専門家のような殺し屋を雇い、自分たちのために汚れ役をやらせているのだ。あなたを金持ちにしてくれるのにもっとも働きのある人間とは少しサイコパス的なところがある場合が多いのは、世の中のために彼がそこで働いているからではないからである。もちろんこのような者たちに任せるようなことには数多くの問題がある。マドフの場合のように、強気が裏目に出たような場合に、彼らの正体が暴露されることがあって、彼らはあなたを食い物にして利益を得ていたことが判明することになる。それでも世の中の経験が示してくれているように、私たちの多くがホットな取引が好きで、タフで情味のない社長が好きで、金作りがうまくて、わたしたちを保護してくれるようなタフガイが好ましいのである。

（1）Bernie Madoffは、アメリカ合衆国の実業家、元ＮＡＳＤＡＱ会長。史上最大級の巨額詐欺事件の犯人として知られる。日本では通称となっている姓のカタカナ表記はローマ字の誤読に由来する誤りで、正しくはメイドフ。

議論の余地が大いにあるだろうが、私たちはすべて、心の中には多少の盗み心があるし、自分たちが望むものを与えてくれる狡猾であこぎなサイコパスたちに雇われることを歓迎している。場合によっては、多くの人が相手を懲らしめるために、自分のために働いてくれるマフィアがもてないものかと思わないであろうか？　復讐を求め、出し抜くために汚い手を使うという考えを抱くことがないのだろうか？　『フォーチュン』誌五〇〇社に選ばれているようなトップの会社の重役たちは、私が知っている限りでは、決してサイコパスなんかではない。彼らは部下思い、家族思いの人間である。しかし私が一緒に仕事をしてきた比較的小さい会社の社長の一部はサイコパスで、おそらくは公的会社よりも民間会社の方がこうした事態は起こりやすいのであろう。私の知っている一人の投資顧問はその仕事ぶりは有能かつ情け容赦がない。彼は、他人の恋人を手に入れようとして、その男が最後に自殺に終わるような状況を作り出したことを自慢さえしている。これはどのようにしても好きにもなれないし、賞賛しようもないが、当人は紳士で通っている。

サイコパシー、とりわけ犯罪性サイコパスの脳研究で著名なケント・キールは犯罪性サイコパスの一年間の国家的負担を二〇一一年のドル換算でいくらになるかを計算したところ四六〇〇億ドルで、うつ病の費用を凌ぐ額であった。これには訴追、拘禁の費用と損害額が含まれ、もし非暴力的サイコパスの費用をそこに含めるとすると、この数字は驚くべきものとなる。実際にお金の節約になるような利点がサイコパスにはあるのだろうか？　デクスター方式(2)（Dexter-style）なら、何十億ドルも節約できるという例証をあげることができよう。この方式ではサイコパスたちならば極めて低い社会的コストで〈冷酷無残な〉正義を実行することが可能である。マフィアやギャングたちはお互いを殺し合うような傾向はないのだろうか？　サイコパスのギャングボスは暴力を爆弾よりも被害がもっと局地的な手段に制限している。彼らは逮捕されたくないし、ビジネスが大失敗することも望まないし、不正な悪事のために他の者が彼らに仕返しをするようなことを欲してはいない。これは直ちには鵜呑みにはできない難しい論法だが、経済的問題にかぎると、サイコパスたちはその行動スペクトラムの一方の端では、社会の金銭を節約しているし、他方の端では浪費しているのかもしれない。

サイコパスはまた強い兵士となる。人類誕生以降生存の名の下に私たちはお互いに殺し合ってきたことを勘案すると、人類は戦争に行くのが好きであって、少なくともそれが必要なものと考えている。戦争自体をどのように感じるのかは関係なく、そのような本能の存在を否定することは的外れである。戦争を支持することは必然的に人をサイコパスにするのだろうか？　人間は自己保存のためならなんでもしようとするし、もし必要なら法も破るし、殺害さえする。それは正常な行動であって、西欧社会はそれを非道徳とは考えない。

現代人は昔の人に比較して戦闘における一人あたりの殺害率でみると、その暴力性は相当に低い。三〇〇～四〇〇万年前のアウストラロピテクス猿人兵士はもっとも長けた殺人者で、その後の長い間に、現代人は重傷を負わせることも、殺害することも少なくなり、二十一世紀早期の現在では今までで最小

(2) Dexter は全米で人気のあった米国犯罪テレビドラマの主人公名で、わが国でも放送された。マイアミ警察の血痕鑑識官として働くデクスターにはもう一つの顔があった。それは自らの殺害欲求を抑えられないシリアルキラーとしての顔。しかし、彼が狙うのは彼独自の基準に適った凶悪な犯罪者のみ。彼は優秀な鑑識官として事件を解決する一方で、法により裁ききれない凶悪犯を己の衝動に因って次々と殺害していく。米国版『必殺仕事人』。

の致死率しかもたない人類文明に至っている。この「倹約」の一部はより効果的な長距離の武器の開発に起因しており、棍棒から槍、大砲からICBM（大陸間弾道ミサイル）、そして今や無人小型飛行機まで出現するようになった。非人間的で破壊的な遠距離を飛ぶ武器の出現によって、戦争を寄せ付けないためには、より効果的な同盟が必要になったのかもしれない。さもないと全面戦争となり、これは破局的となりうる。こんな話に驚く友人には(私の弁明としてであるが)こうも話しておきたい。私の知っている軍関係者たちはもっとも反戦的な人たちであって、それは戦闘による被害の全容を彼らは理解しているからである、と(予想されるように、少数の者はむしろ戦争を愉しんでおり、まるで懸賞金稼ぎボクサーや闘いを生きがいとしているストリートファイターのようで、これは私の親族にも驚くほどに頻繁に見いだされている)。

もっとも有能な兵士ないし闘士はその行動から感情的に冷めている人たちのように思える。戦闘において兵士は住民をきちんと脱出させ、引き金をひくことを恐れず、戦闘に喜んだり、興奮したりすることがあってはならない。兵士は目標を定かに捉え、先入観や感情をまじえず、目標を選定しなければならない。平時にあっては、それはサイコパスと思われかねないが、しかし〇・〇五秒が生死を分けるような戦時にあっては、それは極めて有効である。

しかもサイコパスたちは戦闘を生き抜くチャンスがより高く、家に帰還した後には、PTSDに罹患する危険がより低い。認知と戦争のスペシャリストとして、いくつかの軍事シンクタンクに私は助言し、同僚たちと共同研究をもしているのが、兵士の力を最大にし、PTSDに罹患したり、自殺したりする危険を低める方法を見つけ出すことである。情動を感じることの少ないこれらの人々はこの種の外傷を体験する可能性がおそらくは少ない。

しかしながら、サイコパスたちを戦争に参加させることには問題があって、軍隊はまた兵士たちがチームプレイをしてくれて、部隊に溶け込めることを望んでおり、敵軍と戦うだけでなく、部隊のための闘いでもある。退役大佐で、経験豊富な兵士で、平時にあってはよき家庭人であるジャック・プライアーはその闘争本能を自然にスイッチオンやオフにできると私に語ったことがある。ベトナムでの彼の最後の闘いは虐殺であった。彼らは殺戮指令を実行してから、サンフランシスコに飛行機で帰国する前に、ヘリコプターに乗せられ、ダナンに連れて行かれた。彼が機内で食事をしていて、なにげなく下を見たら、敵の脳髄と血液が彼のズボンにこびり付いているのが目に映った。彼は幾人かを殺害し、それからバーガーを食べているが、しかしサイコパスなんかではない。

ホイス・グレイシー[3]やこのジャック以外の格闘家たちにもそのような効果的な情動のスイッチオン、オフが見いだされ、兵士たちの新兵検査や訓練に応用可能なのだろうか？　これは決定可能な問題だが、長い研究期間が必要でおそらくは一億ドルの費用がかかるだろう。一つの方法は経頭蓋磁気刺激法[4]（Transcranial magnetic stimulation）（ＴＭＳ）を採用して人為的にスイッチを切り替えするものである。電磁気コイルをヘルメット内に装着させて、文字通りのスイッチの切り替えで情動的な変化を発生させることが可能である。情動は、オフなら社会的モードに、オンなら殺人者モードに切り替えられる。

（３）Royce Gracie（男性、一九六六年十二月十二日〜）は、ブラジルの柔術家、総合格闘家。
（４）おもに八の字型の電磁石によって生み出される、急激な磁場の変化によって（ファラデーの電磁誘導の法則により）弱い電流を組織内に誘起させること。

ワルな男の子には何かとてもかわいらしくて、魅力的でセクシーなものを感じると女性はしばしば言うことがある。問題は、適齢期の女性にとって性的魅力となっているものが、後には離婚の理由になるということである。私たちの一部が時に望むものは、究極的には支配でき、私たち自身のものであると言うことのできる、自分たちのために働いてくれるラフプレーヤーなのである。奇妙に聞こえるが、ある意味では多くの者がサイコパスたちを求めている。サイコパスたちなら提供できる興奮や危険な騒動を望む者がわれわれの一部にはいるかもしれないのだ。愛すべきとも言えるほどのサイコパスは大衆文化の中ではロマンチックなヒーローともなりかねない。『アナライズ・ミー』[5]（Analyze This）のロバート・デ・ニーロ、『グッドフェローズ』（Goodfellas）〈邦題『グッドフェローズ』〉のジョー・ペシ、『ダークナイト』[6]のヒース・レジャーに至るまでの系譜がある。コントロールされた二次元の映画の世界でこのような登場人物たちを恐れたり、愛したりできるということはそのような者への恐怖を実際に扱うことための手助けにおそらくはなるだろう。

そして、時には私たちも命知らずの密の味を味わってみたいのである。一日虎になってみたいという私たちには甘い悪の部分がある。おそらくは、全人生を善良に送ってきた一人の老メイドが自分の人生を完全に生き抜いたと思えるような超野蛮な振る舞いで人生を飛んでみたいと願うのではないだろうか。人は安全な日常的、社会的生活から逃げたいと思うものだし、さもなければ、山登りをしたり、大海を泳いだりする怖さを克服する人間のように、それを実行したのだ、と言いたいのである。人々は、自分は切り抜けることができると感じたいのであって、それは、自分を猛々しくて、自立している勇敢な者、ライオンか虎のように思える時なのだ。それは周りにサイコパスがいることの利点の一つである。

彼は人々がそのようなばかげたことをする機会を提供してくれるだろう。人々は同じように安全な人たちと群れたがる。あなたは登山家の仲間と顔見知りになっても、社会的に安全な日常生活をそれでも保持している。サイコパスの友人はあなたが望むあらゆる危険に案内してくれるし、逮捕されてもあなたをかばってくれる。すくなくとも私ならそうする。

私は歓喜を得るためにいかに人をひどい目に数多くあわせてきたのかを既に述べた。しかし私は誰も殺害したり、傷つけたりしようとは思わない。盗みや嘘をつくことも好きではない。それは敗北者の行為である。もしもそんなことをする羽目になったら、サイコパスとして失格となる。暴力は粗暴で、面白みを破壊してしまう。私の関心は道徳でなく、活動にあって、もっともぞくぞくするような快感を得ることが目的である。私は実際は不親切ではない。もしあなたが、「ヨーッ、ジム、メキシコにドライブしてコヨーテ狩りや、他のことを愉しもうぜ」と言うなら、私は喜んでそこに連れていく。

そこで、私の友人たちや同僚たちがバーに駆け込みたいので連れていってくれと頼んでくる。童話にでも出てくるような優しい五十歳の米国科学アカデミー会員でさえも一晩だけのしばしの酔興を愉しみたいと思うものだ。私が彼らを酒場のテーブルの上で踊らせるとしたら、彼らは困惑するだろうが、た

（5）邦題『アナライズ・ミー』は、一九九九年制作のアメリカ合衆国・オーストラリアのコメディ映画。ハロルド・ライミス監督、ロバート・デ・ニーロ、ビリー・クリスタル出演。続編『アナライズ・ユー』も制作された。

（6）原題、The Dark Knightは、二〇〇八年のアメリカ・イギリス共作映画。ボブ・ケインによるアメリカン・コミックス『バットマン』を原作とした、クリストファー・ノーラン監督による『バットマン ビギンズ』から再スタートした新生バットマンシリーズ第二作目。

いていはおおいに愉しんだと喜んでくれている。

遺伝子やトランスクリプトーム〈前出〉の高次元性のような人間の遺伝子の多様性から遺伝子と行動というスペクトルの両端にある多彩な人間が形成されることは避けられない。これらの人々は病気に罹患しやすいなどというかなりの個体的弱点をもつ可能性があるが、同時に知能が非常に優れていることもありうる。長所と弱点のあらゆる組み合わせが人間には現れ、これら両者が個人を助けたり、阻害したりするが、これは人間集団においても同様である。それが集団に多様性をもたらし、疫病、気候変化、全面戦争のような極限状態を私たちの少なくとも一部が生き延びることを可能にしてくれるのだ。この異端、異能の集団に属しているのがサイコパスである。彼らは、人類が存続するかぎり遺伝子プールに彼らの諸特性を保存しておくというコストがかかり、平時にあっては社会のはみ出し者であり、享楽的寄生者であるにせよ、しかし非常時においては窮地を脱し、繁殖しつづける可能性がある。

結局のところ、果たして私はサイコパスなのであろうか？　カテゴリー的に分けるとすると、その答えはノーである。

しかしこれよりもよい答えは、私は向社会的サイコパスである、ということだ。ヘアのチェックリストでは、対人関係的特性（私は表面的で、誇大的で、人を欺きやすい）と情動的特性（私は後悔の念と共感性に欠けている）、そして行動的特性（私は衝動的で無責任）を含む項目で多くが該当していた。しかし私には反社会的諸特性が欠けている。私は怒りをコントロールすることが可能で、犯罪歴もない。チェックリストにはないが、私は自分の魅力や他人操作術、快楽主義を良いことに使用しており、悪行のためにではない。私には愉しみがあり、善行を行っており、何か困らせるようなことをしても、それらはすべてまったくの偶発的なものでしかない。

とはいうものの、さきほどの問いかけへの最良の答えは、私は幸運なサイコパスであるということである。幸運という意味は、私が生育した家庭は親切で愛情に満ちた父親がいて、洞察力のある母親がいた。母は早くから息子の問題を見抜き、優しく彼を導いてくれた。母は、私がガキ大将や他人を食い物にするような捕食者のいる、家庭外の社会を渡っていく時には私から目を離さなかった。暴力や虐待を私が受けずに済んだのは両親兄弟や親族たちの支援と愛情があったからで、おそらくはそのことが私を救った。二〇一三年の冬の終わり頃に、母は、「自伝を書くにはどのくらいの時間が必要なの？　お願いだから教えて」と私に尋ねてきた。私はこの後にも一連の質問が続くことを避けたくて、こう答えた。「僕が書いているのは自伝なんかではなくて、お母さん、あなたたちのことなんですよ」、と。彼女はこの意味を直ちに理解した。というのは、これは一つの手記のようなものだが、私が現在の私になっている大半が、彼女がどのように私を育て、扱ってきたのかと関係しているからである。私の物語は、母性、父性、そして親であること、また私がそうであるように、いかに子どもを育てるか、ということが大半を占めている。

こうして私は、「幸運」とはまったくの幸運ではないと考えている。それは目的に沿った養育環境で、成績不良や、逸脱、犯罪の人生を醸成するような定めをもっているように思える者たちも含めた、ほとんどのどの家庭や地区でも作られうるものである。人生五十歳代に始まった思いがけず出会った（自分探しの）巡礼の旅で私が発見したことは、そのわずか五年前には信じていなかったようなことであった。つまり、悪いカードの組み合わせをもって生まれてきても、それは養育によって実際に克服可能である、ということである。住居地区を整え、もろい子どもを格別の愛情をもって接してやることの行動上、遺伝学上、エピゲノム上、精神医学上、そして社会上の十分な根拠がある。それはあなたの子どもが完全な者になるという意味ではない。本書をここまで読んできたあなたなら既に気づいているように、私が天使でないことは確かである。しかし私はもっとワルになっていた可能性があったのだ。

サイコパシーに関連する諸特性や遺伝子を社会から除去すべきだ、とは私は思わない。そんなことをすれば、社会は停滞し、私たちは排除されてしまう。私たちがする必要があるのは、これらの特性をもった人たちをその人生の早い時期に、判別し、その困難を除いてやることである。共感性が低く、攻撃性が高い者たちは、かなった形で扱ってやれば、よい衝撃を与えることができる。いうまでもなく、彼らはその家族や友人に、私がそうであるように、ストレスを与えるが、しかしマクロのレベルでは社会に利をもたらすのである。これは私の自己愛からそう言ってるのかもしれないが、サイコパシー・スペクトラムにはスイートスポットというものがある、と信じている。ヘア尺度で二五～三〇点のものは危険ではあるが、これが二〇点台の者たちは私たちの周囲には数多く必要なのである。それは、人間をわくわくさせ、適応力のあるものにし、生気を保つための大胆さや活気、法外さをもつ人なのである。

だから私は人に好かれている。

文献

Aharoni, Eyal, Chadd Funk, Walter Sinnott-Armstrong, and Michael Gazzaniga. "Can neurological evidence help courts assess criminal responsibility? Lessons from law and neuroscience.„ *Annals of the New York Academy of Sciences* 1124, no. 1 (2008) : 145-160.

Alicke, Mark D., and Olesya Govorun."The better-than-average effect.„ in *The Self in Social Fudgment*, ed. Mark D. Alicke et al. New York: Psychology Press, 2005, 85.

Babiak, Paul, and Robert D. Hare. *Snakes in Suits: When Psychopaths Go to Work*. New York: HarperBusiness, 2006.

Beaver, Kevin M., Matt DeLisi, Michael G. Vaughn, and J. C. Barnes. "Monoamine oxidase A genotype is associated with gang membership and weapon use.„ *Comprehensive Psychiatry* 51, no. 2 (2010) : 130-134.

Brunner, Han G., M. Nelen, X. O. Breakefield, H. H. Ropers, and B. A. Van Oost. "Abnormal behavior associated with a point mutation in the structural gene for monoamine oxidase A.„ *Science* 262, no. 5133 (1993) : 578-580.

Buckholtz, Joshua W., Michael T. Treadway, Ronald L. Cowan, Neil D. Woodward, Stephen D. Benning, Rui Li, M. Sib Ansari, et al. "Mesolimbic dopamine reward system hypersensitivity in individuals with psychopathic traits.„ *Nature Neuroscience* 13, no. 4 (2010) : 419-421.

Carr, Laurie, Marco Iacoboni, Marie-Charlotte Dubeau, John C. Mazziotta, and Gian Luigi Lenzi. "Neural mechanisms of empathy in humans: A relay from neural systems for imitation to limbic areas.„ *Proceedings of the National Academy of Sciences* 100, no. 9 (2003) : 5497-5502.

Caspi, Avshalom, Joseph McClay, Terrie E. Moffitt, Jonathan Mill, Judy Martin, Ian W. Craig, Alan Taylor, and Richie Poulton. "Role of genotype in the cycle of violence in maltreated children.„ *Science* 297, no. 5582 (2002) : 851-854.

Chakrabarti, Bhismadev, and Simon Baron-Cohen. "Genes related to autistic traits and empathy.„ *From DNA to*

Social Cognition (2011) : 19-36.

Craddock, Nick, and Liz Forty. "Genetics of affective (mood) disorders." *European Journal of Human Genetics* 14, no. 6 (2006) : 660-668.

Craig, Ian W., and Kelly E. Halton. "Genetics of human aggressive behaviour." *Human Genetics* 126, no. 1 (2009) : 101-113.

Decety, Jean, Kalina J. Michalska, and Katherine D. Kinzler. "The contribution of emotion and cognition to moral sensitivity: A neurodevelopmental study." *Cerebral Cortex* 22, no. 1 (2012) : 209-220.

Fallon, James H. "Neuroanatomical background to understanding the brain of the young psychopath." *Ohio State Journal of Criminal Law* 3 (2005) : 341.

Fingelkurts, Alexander A., and Andrew A. Fingelkurts. "Is our brain hardwired to produce God, or is our brain hardwired to perceive God? A systematic review on the role of the brain in mediating religious experience." *Cognitive Processing* 10, no. 4 (2009) : 293-326.

Forth, A. E., and F. Tobin. "Psychopathy and young offenders: Rates of childhood maltreatment." *Forum for Corrections Research*, vol. 7 (1995) : 20-27.

Frydman, Cary, Colin Camerer, Peter Bossaerts, and Antonio Rangel. "MAOA-L carriers are better at making optimal financial decisions under risk." *Proceedings of the Royal Society B: Biological Sciences* 278, no. 1714 (2011) : 2053-2059.

Gao, Yu, and Adrian Raine. "Successful and unsuccessful psychopaths: A neurobiological model." *Behavioral Sciences & the Law* 28, no. 2 (2010) : 194-210.

Gläscher, Jan, Ralph Adolphs, Hanna Damasio, Antoine Bechara, David Rudrauf, Matthew Calamia, Lynn K. Paul, and Daniel Tranel. "Lesion mapping of cognitive control and value-based decision making in the prefrontal cortex." *Proceedings of the National Academy of Sciences* 109, no. 36 (2012) : 14681-14686.

Guo, Guang, Xiao-Ming Ou, Michael Roettger, and Jean C. Shih. "The VNTR 2 repeat in MAOA and delinquent behavior in adolescence and young adulthood: Associations and MAOA promoter activity." *European Journal of*

Human Genetics 16, no. 5 (2008) : 626-634.

Hare, Robert D., and Hans Vertommen. *The Hare Psychopathy Checklist — Revised. Toronto: Multi-Health Systems,* 2003.

Insel, Thomas R. “The challenge of translation in social neuroscience: a review of oxytocin, vasopressin, and affiliative behavior.” *Neuron* 65, no. 6 (2010) : 768.

Kim-Cohen, Julia, Avshalom Caspi, Alan Taylor, Benjamin Williams, Rhiannon Newcombe, Ian W. Craig, and Terrie E. Moffltt. “MAOA, maltreatment, and gene-environment interaction predicting children's mental health: New evidence and a meta-analysis.” *Molecular Psychiatry* 11, no. 10 (2006) : 903-913.

Kirsch, Peter, Christine Esslinger, Qiang Chen, Daniela Mier, Stefanie Lis, Sarina Siddhanti, Harald Gruppe, Venkata S. Mattay, Bernd Gallhofer, and Andreas Meyer-Lindenberg. “Oxytocin modulates neural circuitry for social cognition and fear in humans.” *The Journal of Neuroscience* 25, no. 49 (2005) : 11489-11493.

Koenigs, Michael, Liane Young, Ralph Adolphs, Daniel Tranel, Fiery Cushman, Marc Hauser, and Antonio Damasio. “Damage to the prefrontal cortex increases utilitarian moral judgements.” *Nature* 446, no. 7138 (2007) : 908-911.

Laland, Kevin N., John Odling-Smee, and Sean Myles. “How culture shaped the human genome: Bringing genetics and the human sciences together.” *Nature Reviews Genetics* 11, no. 2 (2010) : 137-148.

Macdonald, John M. “The threat to kill.” *American Journal of Psychiatry* 120, no. 2 (1963) : 125-130.

McDermott, Rose, Dustin Tingley, Jonathan Cowden, Giovanni Frazzetto, and Dominic D. P. Johnson. “Monoamine oxidase A gene (MAOA) predicts behavioral aggression following provocation.” *Proceedings of the National Academy of Sciences* 106, no. 7 (2009) : 2118-2123.

McEwen, Bruce S. “Understanding the potency of stressful early life experiences on brain and body function.” *Metabolism* 57 (2008) : S11-S15.

Meyer-Lindenberg, Andreas, Joshua W. Buckholtz, Bhaskar Kolachana, Ahmad R. Hariri, Lukas Pezawas, Giuseppe Blasi, Ashley Wabnitz, et al. “Neural mechanisms of genetic risk for impulsivity and violence in humans.” *Proceedings of the National Academy of Sciences* 103, no. 16 (2006) : 6269-6274.

Murrough, James W., and Dennis S. Charney. "The serotonin transporter and emotionality: Risk, resilience, and new therapeutic opportunities." *Biological Psychiatry* 69, no. 6 (2011) : 510-512.

Nordquist, Niklas, and Lars Oreland. "Serotonin, genetic variability, behaviour, and psychiatric disorders — a review." *Upsala Journal of Medical Sciences* 115, no. 1 (2010) : 2-10.

Polanczyk, Guilherme, Avshalom Caspi, Benjamin Williams, Thomas S. Price, Andrea Danese, Karen Sugden, Rudolf Uher, Richie Poulton, and Terrie E. Moffitt. "Protective effect of CRHR1 gene variants on the development of adult depression following childhood maltreatment: Replication and extension." *Archives of General Psychiatry* 66, no. 9 (2009) : 978.

Potkin, Steven G., Jessica A. Turner, Guia Guffanti, Anita Lakatos, James H. Fallon, Dana D. Nguyen, Daniel Mathalon, Judith Ford, John Lauriello, and Fabio Macciardi. "A genome-wide association study of schizophrenia using brain activation as a quantitative phenotype." *Schizophrenia Bulletin* 35, no. 1 (2009) : 96-108.

Raine, Adrian. "From genes to brain to antisocial behavior." *Current Directions in Psychological Science* 17, no. 5 (2008) : 323-328.

Rosell, Daniel R., Judy L. Thompson, Mark Slifstein, Xiaoyan Xu, W. Gordon Frankle, Antonia S. New, Marianne Goodman, et al. "Increased serotonin 2A receptor availability in the orbitofrontal cortex of physically aggressive personality disordered patients." *Biological Psychiatry* 67, no. 12 (2010) : 1154-1162.

Saxe, Rebecca, and Anna Wexler. "Making sense of another mind: The role of the right temporo-parietal junction." *Neuropsychologia* 43, no. 10 (2005) : 1391-1399.

Shirtcliff, Elizabeth A., Michael J. Vitacco, Alexander R. Graf, Andrew J. Gostisha, Jenna L. Merz, and Carolyn Zahn-Waxler. "Neurobiology of empathy and callousness: Implications for the development of antisocial behavior." *Behavioral Sciences & the Law* 27, no. 2 (2009) : 137-171.

Skeem, Jennifer L., and David J. Cooke. 〝Is criminal behavior a central component of psychopathy? Conceptual directions for resolving the debate." *Psychological Assessment* 22, no. 2 (2010) : 433.

Tsankova, Nadia, William Renthal, Arvind Kumar, and Eric J. Nestler. "Epigenetic regulation in psychiatric

disorders." *Nature Reviews Neuroscience* 8, no. 5 (2007) : 355-367.
Vitacco, Michael J., Craig S. Neumann, and Rebecca L. Jackson. "Testing a four-factor model of psychopathy and its association with ethnicity, gender, intelligence, and violence." *Journal of Consulting and Clinical Psychology* 73, no. 3 (2005) : 466.
Wallinius, Märta, Thomas Nilsson, Björn Hofvander, Henrik Anckarsäter, and Gunilla Stålenheim. "Facets of psychopathy among mentally disordered offenders: Clinical comorbidity patterns and prediction of violent and criminal behavior." *Psychiatry Research* 198, no. 2 (2012) : 279-284.
Zak, Paul J. "The physiology of moral sentiments." *Journal of Economic Behavior & Organization* 77, no. 1 (2011) : 53-65.

For Further Viewing

Discovery Channel's *Curiosity*: "How Evil Are You?" (Eli Roth segment)
http://www.youtube.com/watch?v=En10bS_JW6Y
Discovery Channe's *Through the Wormhole*: "Can We Eliminate Evil?"
https://www.youtube.com/watch?v=Hqb8C9PTcoc
The Moth Radio Hour: "Confessions of a Pro-Social Psychopath"
http://worldsciencefestival.com/videos/moth_confessions_of_a_pro_social_psychopath
NOVA: "Can Science Stop Crime?"
http://www.pbs.org/wgbh/nova/tech/can-science-stop-crime.html
Oslo Freedom Forum: "The Mind of a Dictator"
http://www.psychologytoday.com/blog/engineering-the-brain/201106/the-mind-dictator
ReasonTV: "Three Ingredients for Murder"
http://reason.com/blog/2010/08/19/reasontv-three-ingredients-for
TED: "Exploring the Mind of a Killer"

http://www.ted.com/talks/jim_fallon_exploring_the_mind_of_a_killer.html
World Science Festival. "Madness Redefined"
http://worldsciencefestival.com/webcasts/madness_redefined

訳者あとがき

これは「サイコパス」――本書でも触れられているように精神医学専門用語として正式のものではなく、定義も確定していないものだが――的特徴をもった一人の脳科学者の自己発見、自己理解、自己変革の苦闘の物語であり、波瀾万丈の、赤裸々な告白に充ち満ちている自伝であり、最新の脳科学的知見と解説にあふれた科学的発見、その挑戦と冒険の物語である。ここまで赤裸々な暴露は著者の科学者としての姿勢であると同時におそらくは著者のいう自分の持続性軽躁状態のなせる技ではないか、と訝しみたくなるほどである。話の展開はスピード感のある、わくわくするようなエピソードの連続であり、読者を飽きさせない。この辺の呼吸と話術のたくみさは著者の個性的特徴、扁桃体と前頭葉の特性と能力、共同作業のなせる技なのだろう。

個人的性格や行動特性への頑強な生物学的、遺伝的決定論から環境決定論の導入への著者の科学観、人生観の転換、つまりは氏も育ちも射程に入れることへの視点の変換は著者の個人史の検証、自己の科学的仮説の検証の必然的結果である。

著者の略歴、研究業績については本書のなかで縷々述べられているので、ここで紹介する必要はないだろう。サイコパシーも含めた精神障害や正常者の脳科学、遺伝学、生化学などの生物学的研究の進展は急速で、国家的、国際的なプロジェクト、膨大な予算をつぎ込んだ巨大科学の代表的存在である。一部はめざましい成果を見せているものの、いまだ発展途上にあり、多くは検証が必要な仮説の段階にとどまっている。これは脳というもっとも複雑な器官を対象としている以上、この脳研究には必然的につきまとう運命であろう。

ともあれ、著者のような機械論者、生物学的決定論者が環境因も十分に考慮した、著者のいう、脳、遺伝、環境の「三脚スツール」仮説に至った過程と結末にはおおいに興味をそそられた。というのも、訳者自身は、ここ数年前から、とりわけ昨年の日本犯罪学会設立百年記念大会会長講演の中で、「総合犯罪学」(Comprehensive Criminology) を提唱し、その時代的意義と重要性を強調してきたからである。生物学と心理学、身体医学と精神医学、そして社会学等の多次元的なアプローチが犯罪学には不可欠である。そしてこれらの統一的視点として「人間学」がある、と考え、主張してきた〈この論考等は近く、本書と同じく「金剛出版」から訳者の論文・著作集として公刊される予定であるので、興味ある方は参照していただきたい〉。科学と人間学の融合、統一が訳者の願い、目標である。人間学を欠いた犯罪学は罔《くら》く、理念と目標を失いやすい。科学に乏しい犯罪学は根拠を欠き、殆《あやう》い。

脳科学用語や訳語等については、東京医科歯科大学大学院医歯学総合研究科精神行動医科学西川徹教授、同大学医学部附属病院精神科山本直樹講師、同大学保健管理センター平井伸英准教授より貴重な助言を頂いた。深く感謝したい。

なお、一般読者にとって脳科学的説明は煩わしいと思われるかもしれない(例えば第四章後半など)。そのような場合は読み飛ばして、物語の先に進んで行って頂きたい。それでも本書の面白さは充分堪能できるに違いない。

さいごに本訳書が成るにあたり、本書の重要性と意義をいち早く理解し、日本語訳刊行を決意した金剛出版立石正信社長にこころより感謝したい。

平成二十六年盛夏　那須山荘にて

訳者　影山任佐

【ま】

【や】

【ら】

【わ】

【さ】

索　引

【訳者略歴】

影山任佐（かげやま・じんすけ）　医師・医学博士

1948 年　福島県郡山市にて出生

昭和 47 年　東京医科歯科大学医学部卒業

昭和 49 年（1974 年）　同大学・難治疾患研究所犯罪精神医学部門助手

昭和 53 ～ 54 年　文部省在外研究員（パリ大学犯罪学研究所，サンタンヌ病院）

東京工業大学保健管理センター助教授を経て，平成 6 年　同大学教授

平成 10 年　同大学大学院人間環境システム専攻教授（都市環境学，犯罪精神病理学）

平成 14 年度日本犯罪学会賞受賞

平成 24 年 4 月　同大学名誉教授・郡山精神医療研究所顧問

平成 26 年　昭和女子大学客員教授

日本犯罪学会理事長，日本精神医学史学会理事，全国大学保健管理協会名誉会員，全国大学メンタルヘルス研究会名誉会員

【主要著書】

『暗殺学』世界書院，東京，1984.

『アルコール犯罪研究』金剛出版，東京，1992.

『エゴパシー・自己の病理の時代』日本評論社，東京，1997.

『“空虚な自己”の時代』NHK 出版（NHK ブックス），1999.

『犯罪精神医学研究―“犯罪精神病理学”の構築をめざして』金剛出版，東京，2000.

『自己を失った少年たち―自己確認型犯罪を読む』講談社（選書メチエ），東京，2001.

『犯罪精神病理学―実践と展開』金剛出版，東京，2010.

『犯罪学と精神医学史研究』金剛出版，東京，2015.

その他著書多数

【主な訳書】

影山任佐監訳『暴力と殺人の国際比較』日本評論社，東京，1996.（D. Archer, R Gartner: Violence & Crime in Cross―National Perspective, Yale University Press, NewHaven, 1984）

影山任佐訳『クレペリン回想録』日本評論社，東京，2006.（E. Kraepelin: Lebenserinnerungen. Springer, Berlin, 1983）

その他翻訳書多数

サイコパス・インサイド
——ある神経科学者の脳の謎への旅——

2015年 1月 20日　発行
2016年 9月 25日　3刷

著　者　ジェームス・ファロン
訳　者　影山　任佐
発行者　立石　正信

印刷所　三報社印刷
装　丁　臼井新太郎
装　画　登内　賢治

株式会社　金剛出版
〒112-0005　東京都文京区水道 1-5-16
電話 03(3815) 6661(代)
FAX03(3818) 6848

ISBN978-4-7724-1407-4　C3011